Leitsymptome in der Aurachirurgie Band 5

Meiner Familie gewidmet.

Mathias Künlen

Leitsymptome in der
Aurachirurgie

Medizin im
21. Jahrhundert

Band 5

Impressum:
Herausgeber: IFA Institut für Aurachirurgi[...] [...]tum Liechtenstein
Autor: Dr. Mathias Künlen
Layout: Carsten Kienle
Umschlaggestaltung: Dr. Mathias Künlen, [...]le
Internet: www.aurachirurgie.me
E-mail: info@aurachirurgie.me

FSC
www.fsc.org
MIX
Papier aus ver-
antwortungsvollen
Quellen
Paper from
responsible sources
FSC® C105338

© 2018
Herstellung und Verlag: BoD – Books on Demand, Norderstedt.
ISBN: 9783746061207

Bibliografische Information der Deutschen Nationalbibliothek

Die Deutsche Nationalbibliothek verzeichnet diese Publikation in der Deutschen National-
bibliografie; detaillierte bibliografische Daten sind im Internet über http://dnb.d-nb.de
abrufbar

1. Auflage 2018

HINWEIS: Wie jede Wissenschaft ist die Medizin ständigen Entwicklungen unterworfen.
Forschung und klinische Erfahrung erweitern unsere Erkenntnisse, insbesondere was die
Behandlung von Krankheiten anbelangt.

Herausgeber und Verlag haben große Sorgfalt darauf angewandt, dass alle Empfehlungen dem
aktuellen medizinischen Wissensstand entsprechen. Für Angaben von Applikationsformen und
Therapiehinweisen kann vom Autor und Verlag keine Gewähr übernommen werden. Jeder
Benutzer ist angehalten, durch sorgfältige Prüfung und gegebenenfalls nach Konsultation
eines Spezialisten festzustellen, ob die beschriebenen Therapiemöglichkeiten im konkreten
Fall anwendbar sind. Jede Therapieanwendung geschieht auf eigene Gefahr des Benutzers.
Autor und Verlag appellieren an jeden Benutzer, ihm etwa auffallende Ungenauigkeiten
mitzuteilen.

Inhalt

Einleitung

Dieses Buch illustriert Fallbeispiele der Aurachirurgie anhand von Leitsymptomen. Die Reihenfolge der Leitsymptome ist absichtlich ungeordnet bzw. nicht nach Fachrichtungen sortiert. Dies entspricht dem „täglichen Brot" des praktizierenden Aurachirurgen, indem die Patienten während eines Tages ganz unterschiedliche Beschwerden präsentieren. Die Fallbeschreibungen illustrieren, wie vielfach verschlungen die diagnostischen Pfade und differentialdiagnostischen Überlegungen sein können, bis letztlich eine wirksame Therapiemethode erkannt wird. Ausgehend von einem Leitsymptom werden die aurachirurgischen Untersuchungen am Patienten auch mithilfe der nicht-linearen Systemanalyse durchgeführt. Alle Fallbeispiele stehen exemplarisch für die Vorgehensweise in der energetisch-informatorischen Methode der Aurachirurgie, eine Vorgehensweise, die sich von der morphologisch orientierten Schulmedizin unterscheidet.

Aurachirurgie versteht sich als Ergänzung zu etablierten Medizinsystemen wie der Schulmedizin oder der Komplementärmedizin. Sie erhebt explizit keinen Anspruch auf Alleingültigkeit und sollte hinsichtlich ihrer Indikationsstellung stets vergleichend abgewogen und unter Umständen ergänzend angewendet werden.

Aurachirurgie hat inzwischen einen hohen wissenschaftlichen Standard erreicht, mit der Möglichkeit zur bildlichen Darstellung und gar quantitativen Messung von seelisch-geistigen Störungen. Sowohl im Rahmen der Diagnostik als auch insbesondere in der Vorabtestung von Therapieansätzen und in der Erfolgsmessung von aurachirurgischen Behandlungen gibt es beeindruckende Fortschritte des geistigen Heilens, wie man sie bis vor kurzer Zeit noch für unmöglich gehalten hätte. Mit den in diesem Buch gezeigten Verfahren und Methoden steht die Aurachirurgie den wissenschaftlichen Standards der westlichen Schulmedizin nicht mehr nach, im Gegenteil, sie führt in Bereiche des Heilens, von denen die Schulmedizin gegenwärtig weit entfernt ist. An dieser Stelle sei betont: Geistiges Heilen mittels Aurachirurgie beschreibt keine Wunderheilung. Die Wirksamkeit und der Erfolg der Aurachirurgie ist dem speziellen Zugang zum Patienten zu verdanken, einem klar definierten und exakt anwendbaren energetisch-informatorischen Weg.

Seit Jahren arbeite ich mit großer Begeisterung als Aurachirurg. Immer wieder bin ich beeindruckt, ja geradezu verblüfft, welch schlüssigen Erklärungen ich mit dieser Methode bei meinen Patienten für ganz unterschiedliche Symptome und Krankheitsbilder finde, und mit welcher Wirksamkeit ich zur Heilung beitragen kann.

Hinweis: Wenn in diesem Buch von „Arzt" die Rede ist, so wird dies verstanden im Sinne dessen, der heilt. Der Begriff umfasst somit auch Heilpraktiker, Therapeuten und Heiler. Dabei beinhaltet der Begriff „Arzt" sowohl den männlichen Arzt als auch die weibliche Ärztin. Ebenso bezieht sich der Begriff „Patient" auch auf „Patientin". Um die Lesbarkeit des Textes zu erhöhen, werden hier nur die männlichen Formen verwendet.

Ruggell, Liechtenstein im Dezember 2018.

Leitsymptome

In den folgenden Fallbeispielen finden sich zahlreiche Abbildungen der nichtlinearen Systemanalyse. Angezeigt werden immer zwei Bilder, das obere zeigt den Ausgangsbefund, das untere den Befund nach Invertierung eines Einflussfaktors, z.B. Elektrosmog. Eine Invertierung ist an sich noch keine Therapie, sondern dient nur zur diagnostischen Eingrenzung. Sie untersucht, ob sich der energetische Befund eines Organsystems verändert, sobald man einen Kausalfaktor aus der Betrachtung herausnimmt, z.B. einen Candida albicans als Kausalfaktor im Darm. Verbessert sich der energetische Befund bei nochmaliger NLS-Analyse durch Invertierung, so zeigt dies, dass dieser Kausalfaktor entsprechend verantwortlich zu machen ist für die schlechte energetische Ausstattung des jeweiligen Organs. Bleibt der Befund hingegen gleich oder verschlechtert sich gar, so bedeutet dies, der der angenommene Kausalfaktor keine Rolle spielt bzw. dass die Anfrage an das NLS-Analysesystem falsch formuliert ist. Durch Invertierung lassen sich viele Kausalfaktoren schnell und unkompliziert prüfen: Mikroorganismen wie Bakterien, Pilze, Protozoen oder Viren, allergene Substanzen, Nahrungsmittel, aber auch Medikamente, die dem Patienten testweise zugegeben oder auch weggenommen werden. Auf diese Weise lässt sich untersuchen, ob ein bereits gegebenes Medikament Nutzen bringt oder eher schadet. Gleichermaßen lässt sich evaluieren, was ein neu gegebenes Medikament entsprechend am Organsystem energetisch verändern würde.

Die Klassifikation geschieht durch farbliche Markierungen, entsprechend den Schulnoten, 1 ist die beste Note, 6 die schlechteste (helle Vielecke die Note 1, helle Kreise die Note 2, nach oben gerichtete Dreiecke die Note 3, nach unten gerichtete Dreiecke sind die Note 4, dunkle Rauten sind die Note 5, schwarze Vierecke sind die Note 6).

Unterbauchbeschwerden

Anamnese: Patient, 63 Jahre alt, kommt wegen Unterbauchbeschwerden in die Praxis. Seit Jahren habe er Probleme, er sei bereits mehrfach coloskopiert worden, man habe Divertikel und entzündliche Veränderungen dieser Divertikel im Sinne eines Divertikulitis als Grund für die Beschwerden identifiziert.

Aurachirurgie: In der aurachirurgischen Exploration zeigt sich das karmische Muster der Pfählung, das regelkonform aufgelöst wird. Der Patient berichtet von stechenden Schmerzen zwischen den Schulterblättern und von Hämorrhoiden.

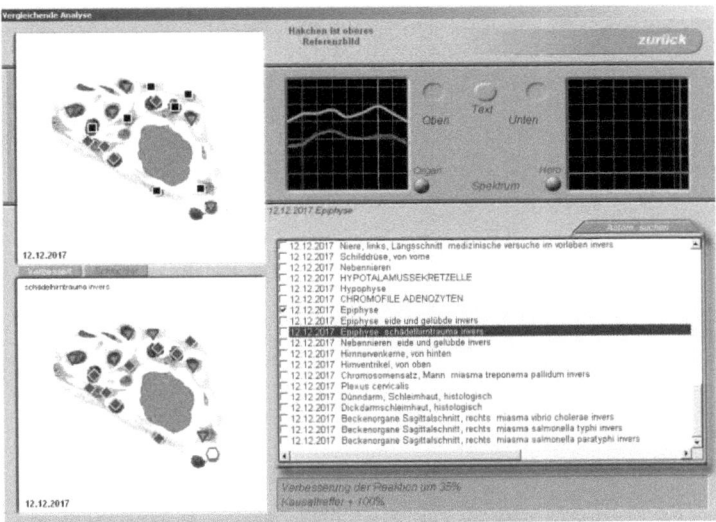

Abb. 1: *Energetisches Defizit in der Epiphyse[1] mit einer Verbesserung um 35% bei Invertierung von Schädel-Hirn-Traum. Der Patient berichtet, dass er als fünfjähriges Kind mit dem Fahrrad in ein Auto gefahren und von diesem überrollt worden sei, dabei habe er ein Schädelhirntrauma mit Gehirnquetschung davon getragen. Obwohl dieser Vorfall 58 Jahre zurückliegt, kann das Trauma bis zum gegenwärtigen Tag feinstofflich an der Epiphyse gemessen werden kann.*

---

[1] Die Zirbeldrüse, Epiphysis cerebri oder kurz Epiphyse, anatomisch auch Glandula pinealis (deutsche Bezeichnung wohl nach der Zirbelkiefer (Pinus cembrum) bzw. der Form ihrer Zapfen; synonyme Fachausdrücke siehe weiter unten) ist ein kleines Organ im Epithalamus (einem Teil des Zwischenhirns). In der Zirbeldrüse wird von den Pinealozyten das Hormon Melatonin produziert. Die Hormonproduktion findet überwiegend nachts statt. Über das Melatonin werden der Schlaf-Wach-Rhythmus und andere zeitabhängige Rhythmen des Körpers gesteuert. Eine Fehlfunktion kann – außer einem gestörten Tagesrhythmus – sexuelle Frühreife oder Verzögerung bzw. Hemmung der Geschlechtsentwicklung bewirken.

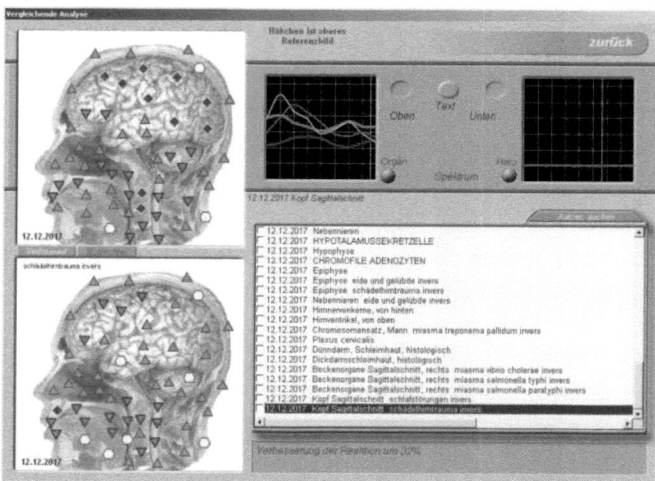

Abb. 2: *Auch im Bereich des Gehirns zeigt sich bis heute die feinstoffliche Belastung durch die ehemalige Gehirnquetschung, bei Invertierung kommt es zu einer Verbesserung des energetischen Befundes um 32%.*

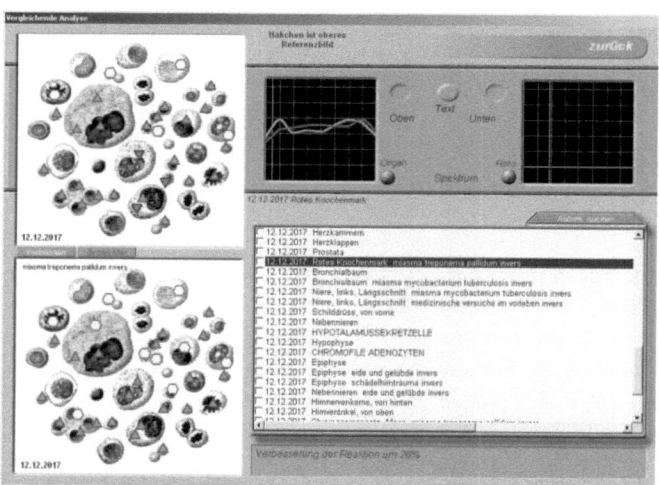

Abb. 3: *Das rote Knochenmark zeigt einen guten Befund, trotzdem verbessert sich die Situation um 26% bei Invertierung von Treponema pallidum. Dies entspricht letztlich der Situation des Patientin, der nicht nur die Gehirnquetschung als Kind erlitten hat, sondern immer wieder rätselhafte und vermeintlich zufällige Unfälle. Die aurachirurgische Erfahrung zeigt, dass solche Unfälle jedoch keineswegs Zufälle sind, sondern einer inneren Programmierung im Sinne eines Selbstzerstörungsprogramms durch Treponema pallidum entspringen.*

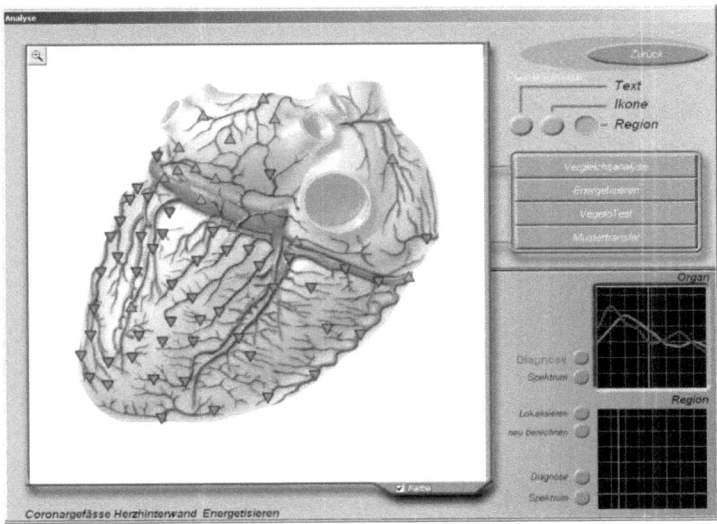

Abb. 4: *Der Patient berichtet, dass er vor 6 Monaten einen leichten Herzinfarkt erlitten habe, im Rahmen einer Herzkatheteruntersuchung habe man ihm einen Stent in der vorderen Coronararterie eingesetzt. Die NLS-Analyse zeigt einen mittelmäßigen Befund an der Herzhinterwand (Stufe 4 Markierungen).*

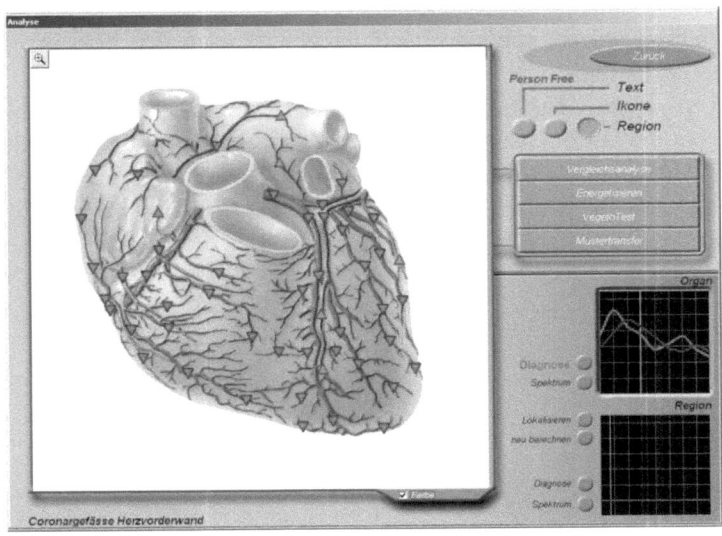

Abb. 5: *Auch an der Herzvorderwand zeigt sich ein mittelmäßiger Befund der Herzkranzgefäße (Stufe 4 Markierungen).*

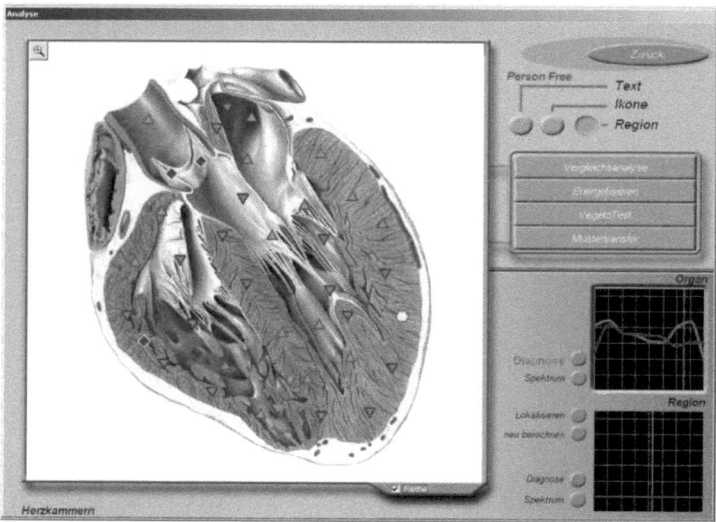

Abb. 6: *Am Myokard zeigt sich eine leichte energetische Schwäche im Bereich der Herzvorderwand, sichtbar an einer braunen Verfärbung in der rechten Herzkammer. Dies wohl als Folge des stattgehabten Herzinfarkts mit einer Narbenbildung im Herzmuskel. Auch die Aortenklappe zeigt in der NLS-Analyse eine leichte energetische Schwäche.*

Bewertung: Beeindruckend ist, wie sich noch Jahrzehnte nach dem Radunfall die energetische Belastung in den entsprechenden anatomischen Strukturen (Epiphyse und Großhirn) zeigt. Ebenfalls beeindruckend ist die Anzeige der energetischen Schwäche am Herzmuskel in Folge des Herzinfarkts mit Narbenbildung. In der NLS-Analyse des Darms ergeben sich keine weiteren Auffälligkeiten. So bleibt das karmische Muster der Pfählung der einzige aurachirurgische Befund, der in diesem Zusammenhang eine Rolle spielt.

Drehschwindel

Anamnese: Der 54 Jahre alte Patient, Vertriebskaufmann, kommt wegen seines seit fünf Jahren bestehenden Kopfschmerzes mit Drehschwindel, der klinisch nicht klar zu klassifizieren ist. Kein Spannungskopfschmerz, die Triggerpunkte für Gallenblase und Leber sind frei, von der Schulmedizin als HNO-Problem klassifiziert. Die Nasennebenhöhlen wurden vor sechs Monaten operiert, jedoch kam es seitdem zu keiner Änderung der Symptomatik. Die Kopfschmerzen kommen immer bei Kälte und bei Zug, konzentrieren sich auf den mittleren bereich des Schädels, von vorne nach hinten ziehend.

Der Patient erzählt eine interessante Geschichte: Vor zehn Jahren habe er bei der Fahrt zu einem beruflichen Termin in Niederösterreich eine interessante Waldlichtung mit einem Haus entdeckt, wo er auf der Rückfahrt von seinem Termin extra noch einmal angehalten habe, um nachzusehen, was sich dahinter verberge. Bei dem Haus handelte es sich um eine Gedenkstätte für den Scharfrichter der Region, der dort vor 300 Jahren gerichtet und auch Exekutionen ausgeführt hatte.

Aurachirurgie: Nach Schilderung dieser Geschichte erfolgt die Resonanzprüfung auf das karmische Muster des Köpfens am Schädel, und tatsächlich kommt es im Bereich der linken Kopfhälfte zu einer klaren Resonanzbildung mit einer deutlichen Empfindung. Es folgt die aurachirurgische Behandlung mit Neuaufsetzen des Kopfes, Verbinden mit der Pinzette mit Nähten, danach zeigt der Patient keine Resonanz mehr, der Patient hält den Kopf im Vergleich zu davor erkennbar gerader. Der Kopfschmerz lässt auch gleich nach.

In der weiteren aurachirurgischen Exploration zeigt sich das karmische Muster der Schwarzen Magie, insbesondere bei der Prüfung auf eine Sensibilität beim virtuellen Zug zwischen den Oberschenkeln. Patienten, die hier in Resonanz gehen, zeigen häufig Symptome des Lebensversagens mit privaten und/oder beruflichen Misserfolgen, was vom Patienten sogleich bestätigt wird. Insbesondere fehle es ihm an einer Art von Durchsetzungsfähigkeit und Zielstrebigkeit in beruflichen Belangen, die er bei anderen Kollegen sehe und beneide.

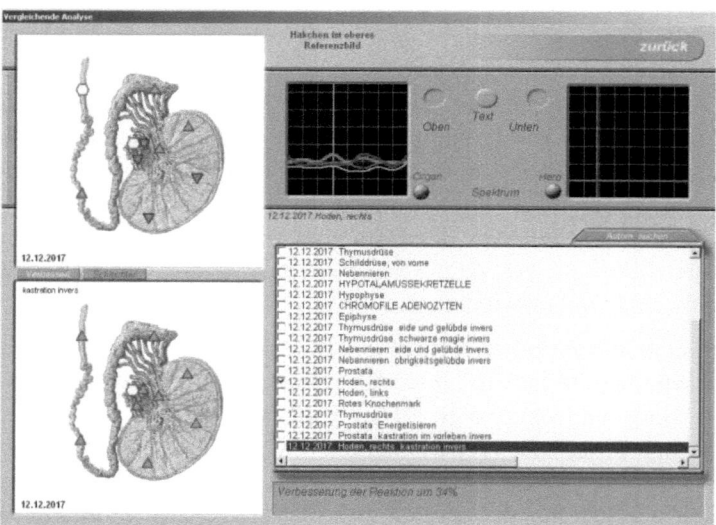

Abb. 7: *Energetische Schwäche auf den Hoden, bei Prüfung auf Kastration im Vorleben zeigt sich eine Verbesserung um 34%.*

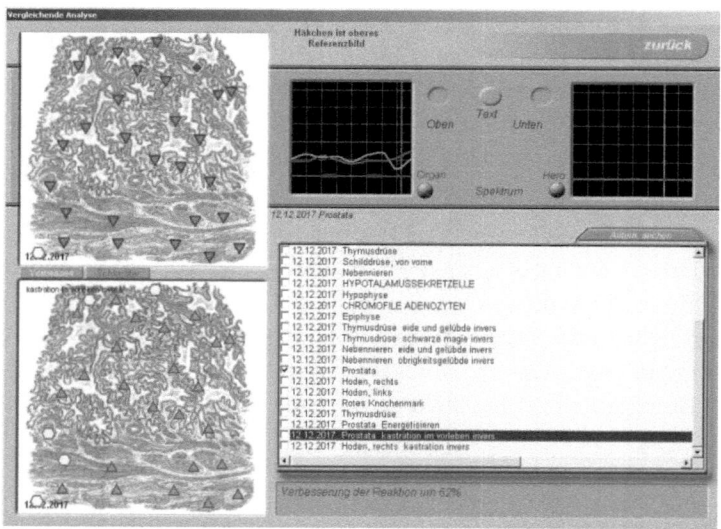

Abb. 8: *Energetische Schwäche auf der Prostata, bei Prüfung auf Kastration im Vorleben zeigt sich eine Verbesserung um 62%.*

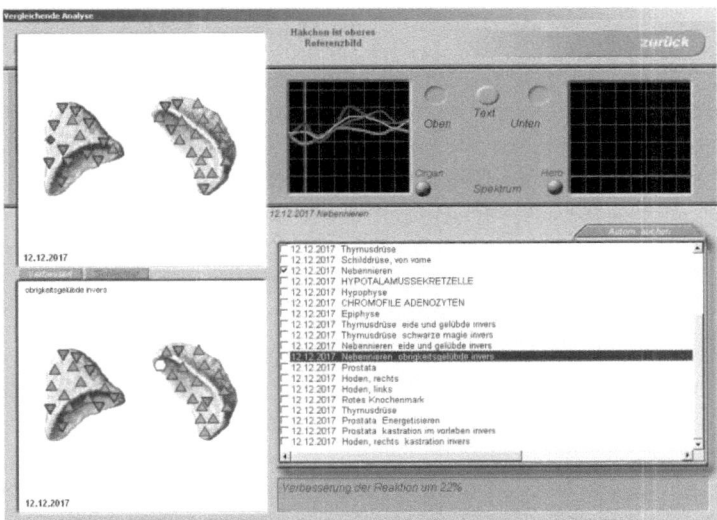

Abb. 9: *Auf den Nebennieren zeigt sich eine energetische Schwäche, bei Invertierung von Eiden und Gelübden kommt es zu einer Verbesserung des energetischen Befundes um 20%. Beim Versuch der weiteren Eingrenzung gibt der Patient eine große Unverträglichkeit gegenüber Obrigkeiten an. Dieses Phänomen besteht schon seit seiner Kindheit. Bei Invertierung von Obrigkeitsgelübde kommt es in der Folge tatsächlich zu einer weiteren Verbesserung energetischen Befundes um 22%.*

Bewertung: Ganz offensichtlich ist der Patient beim Besichtigen der historischen Stätte des Scharfrichters seinerzeit so sehr in Resonanz gegangen, dass er hier entsprechende Fremdenergien aufgenommen hat und seitdem unter der angegebenen Kopfschmerzsymptomatik leidet. Feinfühlige Menschen erkennen sofort, wenn sie sich an entsprechenden Orten mit negativen Energien aufhalten und suchen gleich das Weite. Im vorliegenden Fall geht der Patient bei der aurachirurgischen Prüfung des Köpfens in Resonanz, nach Refixation des Kopfes mit Vernähung der anatomischen Strukturen ist nicht nur die Resonanz in der Kontrollprüfung, sondern auch der Kopfschmerz an sich verschwunden. Bei einer Nachuntersuchung 4 Wochen später bestätigt der Patient, dass er auch weiterhin hier keine Probleme mehr hat. Die berufliche Situation des Patienten verbessert sich in der Folge ebenfalls, er wird gegenüber den Kollegen durchsetzungsstärker und kann sich somit besser behaupten. Diese Effekte sind letztlich auf die erfolgreiche aurachirurgische Behandlung der Kastration im Vorleben und der Obrigkeitsgelübde zurückzuführen.

Impfschaden

Anamnese: Eine 51-jährige Patientin kommt in die Behandlung wegen eines Impfschadens. Seit einer Polio-Impfung vor 30 Jahren leide sie unter einer Parese des Musculus deltoideus rechts. Vor 2 Jahren habe sie einen Zeckenbiss erlitten, auf den eine schwere Lyme Borreliose folgte mit einer Paraparese der Beine. Erst durch eine umfangreiche Antibiotikatherapie habe sich hier die Symptomatik allmählich wieder zurückentwickelt. Die Patientin gibt an, dass ihr Mutter auch schon ähnliche Probleme gehabt habe: So sei sie an einer Poliomyelitis am Bein erkrankt gewesen, habe ein sehr schweres Leben gehabt und sei mit 84 Jahren an einem Pankreascarcinom verstorben.

Aurachirurgie: In der aurachirurgischen Exploration findet sich eine ausgeprägte Schwarze Magie im Bauchraum, ansonsten nichts. Die Patientin präsentiert darüber hinaus eine Resonanz im paretischen Musculus deltoideus bei virtueller Punktion des Muskels in einer anatomischen Abbildung mit einer chirurgischen Sonde. Der Muskel wird aurachirurgisch durch Akupunkturnadeln und die Anwendung der Stimmgabel behandelt, der Muskel wird virtuell mit Hilfe der Pinzette gespannt. Mit Erfolg: Tatsächlich kommt es zu einer Verbesserung der Beweglichkeit, der Arm kann im Vergleich zum Ausgangsbefund seitlich höher gehoben werden.

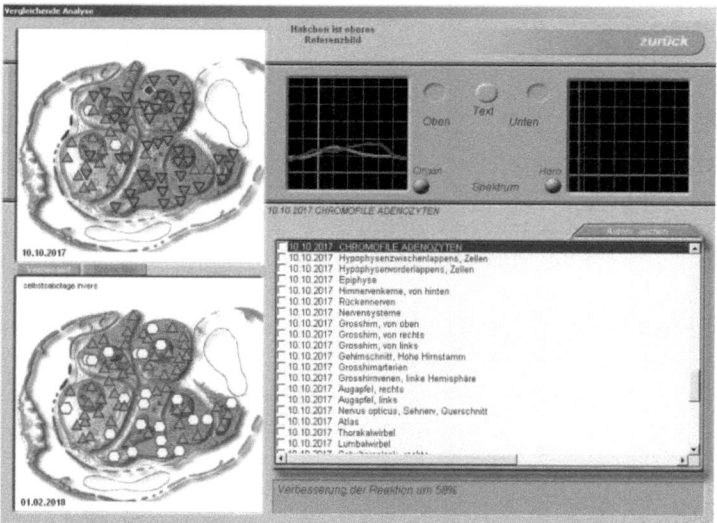

Abb. 10: *Energetische Schwäche im Bereich der chromophilen Adenozyten, bei Invertierung von Selbstsabotage kommt es zu einer Verbesserung des energetischen Befundes um bemerkenswerte 58%.*

Bewertung: Hier zeigt sich ein Phänomen, das in der aurachirurgischen Praxis immer wieder beobachtet werden kann: Die Mutter erkrankt vor der Geburt ihrer Tochter an einer Poliomyelitis[2] und überträgt die Information der Polioinfektion epigenetisch an die Tochter. Solange die Tochter nicht geimpft ist, ruht die Information der Poliomyelitis in ihr und verursacht keine Probleme. Durch die Impfung der Tochter kommt es zu einer Reaktivierung der „stillen" Information und es bricht eine vermeintlich impfbedingte Erkrankung mit entsprechenden Lähmungserscheinungen aus. Das gilt nicht nur für die sog. Lebensimpfstoffe mit attenuierten (abgeschwächten) Viren, sondern auch für die sog. Totimpfstoffe, bei deren Anwendung nach Angaben der Impfhersteller es kaum Nebenwirkungen gibt. Ein Risiko, das von dem inaktivierten Polioimpfstoff ausgeht, liegt in der Verwendung virulenter Viren bei der Herstellung. Da in vielen Ländern keine Wildviren mehr in der Bevölkerung zirkulieren, sind die Viren zur Impfstoffherstellung die einzige verbliebene mögliche Infektionsquelle. Dementsprechend hoch sind die Sicherheitsanforderungen an die Impfstoffhersteller. Die WHO empfiehlt für die Zeit nach der Ausrottung des Wildvirus für IPV-Herstellungseinrichtungen die Biologische Schutzstufe 3/Polio. Eine mögliche Lösung für dieses Problem könnte die Verwendung von attenuierten Viren zur Herstellung des inaktivierten Polioimpfstoffs sein. Somit sind sowohl die Impfung nach Salk mit einem Totimpfstoff als auch die Impfung nach Sabin mit attenuierten Lebendviren sog. aktive Impfungen, bei denen Erreger übertragen werden.

---

[2] Eine Poliomyelitis wird durch Infektion mit dem Poliovirus ausgelöst. Das Poliovirus liegt in drei verschiedenen Serotypen vor und gehört zur Gruppe der Enteroviren. Es wird durch Schmierinfektion übertragen. Seit der flächigen Einführung der Impfung gegen Polioviren in den sechziger Jahren ist die Inzidenz der Poliomyelitis auf fast null gesunken. Nach einer Inkubationszeit von 7-21 Tagen kommt es zunächst zu Prodromi mit Diarrhö und Atemwegssymptomatik (katarrhalische Reizung). Im weiteren Verlauf kommt es regelhaft zur Ausbildung einer Meningitis bzw. Meningoenzephalitis mit Zeichen des Meningismus. Schlaffe Lähmungen treten bei etwa jedem 150. Betroffenen auf. Dabei entsteht je nach Ausprägung der Erkrankung meistens die spinale Verlaufsform mit vorwiegender Lähmung der Muskulatur von Extremitäten und Rumpf. Bei Befall der Interkostalmuskulatur kann es hierdurch zu Störungen der Atmung kommen. Werden das hirnnahe Rückenmark und der Hirnstamm vornehmlich befallen, ist von einer pontinen bzw. bulbären Form zu sprechen. Diese ist prognostisch sehr ungünstig, da sie zu einer zentralen Atemlähmung führt. Ein Polioimpfstoff ist ein Impfstoff zur Prophylaxe einer durch das Poliovirus hervorgerufenen Poliomyelitis. Zwei grundlegend verschiedene Impfstoffe stehen zur Verfügung: seit 1955 eine von Jonas Salk entwickelte inaktivierte Polio-Vakzine, abgekürzt IPV, sowie seit 1961 eine von Albert Sabin entwickelte orale Polio-Vakzine, abgekürzt OPV. Mit dem Einsatz beider Impfstoffe, die jeweils spezifische Vor- und Nachteile haben, wurde die Zahl der Poliomyelitis-Erkrankungen seit den 1950er Jahren weltweit drastisch reduziert. Seit 1998 wird in Deutschland nur noch der inaktivierte Polioimpfstoff zur Grundimmunisierung von Kindern und Jugendlichen eingesetzt. Eine Ausrottung des Poliovirus durch Impfung mit dem oralen Polioimpfstoff ist ein Ziel der Weltgesundheitsorganisation (WHO).

HINWEIS: Werden keine Erreger übertragen, sondern nur die Antikörper gegen die Erreger, handelt es sich um eine sog. passive Impfung. Aus diesen Schilderungen ergibt sich, dass alle aktiven Impfungen (sowohl Totimpfstoffe als auch attenuierte Viren) Erregerinformationen enthalten, die bei entsprechender energetisch-informatorischer Vorbelastung des Impflings zu informatorischen Reaktivierungen und damit zu Lähmungen führen können. Diese Erkenntnis bestätigt die Bedeutung des Milieus, innerhalb dessen sich Mikroben festsetzen. Bereits in der Pionierzeit der Infektionslehre, ab der zweiten Hälfte des 19. Jahrhunderts, entbrannte ein heftiger Wissenschaftsstreit zwischen zwei Hypothesen: Auf der einen Seite war Louis Pasteur (1822-1895), der die Mikroben im Zentrum des Infektionsgeschehens sah, während seine Zeitgenossen Pierre Jaque Antonie Béchamp und Claude Bernard die ‚Milieuseite' vertraten. Bernard fasste seine Erkenntnisse so zusammen: ‚Der Erreger ist Nichts, das Milieu ist Alles' („Le microbe n'est rien, le terrain c'est tout"). Im vorliegenden Fall zeigt sich die Bedeutung des Milieus: Die informatorische Vorbelastung des Milieus im Sinne der epigenetischen Vererbung führt dazu, dass selbst abgetötete Viren Informationsträger sind und eine Lähmung auslösen können. Die Patientin berichtet, dass sie seinerzeit eine Injektion zur Impfung erhalten habe, weshalb davon auszugehen ist, dass es sich um die Impfung nach Salk handelte.

Darüber hinaus findet sich auf den chromophilen Adenozyten der Patientin eine deutliche energetische Belastung, die sich bei Invertierung von Selbstsabotage um bemerkenswerte 58% verbessert. Diese Selbstsabotage mag als zusätzlicher Impulsgeber für die Impfkomplikation beigetragen haben, ebenso wie die wohl ebenfalls von der Mutter ererbte Schwarze Magie. In der Folge werden die Daten der bereits vor vielen Jahren verstorbenen Mutter in das NLS-Analysesystem eingegeben, und tatsächlich findet sich auch bei ihr eine deutliche energetische Belastung auf den chromophilen Adenozyten, die bei Invertierung von Selbstsabotage zu einer Verbesserung von 47% führt. Auch die Polioinfektion sieht man noch als energetische Störung auf dem Roten Knochenmark.

Die Borreliose[3] der Patientin kann in den Zusammenhang mit Selbstsabotage und Schwarzer Magie gebracht werden.

---

[3] Die Lyme-Borreliose oder Lyme-Krankheit ist eine Infektionskrankheit, die durch das Bakterium Borrelia burgdorferi oder verwandte Borrelien aus der Gruppe der Spirochäten ausgelöst wird. Die Erkrankung kann verschiedene Organe in jeweils verschiedenen Stadien und Ausprägungen betreffen, speziell die Haut, das Nervensystem und die Gelenke. Die Infektion mit Borrelia burgdorferi kommt beim Menschen, verschiedenen Säugetieren und Vögeln vor und geschieht in der Regel über einen Zeckenstich. Der Infektionsweg verläuft von einem Reservoirwirt über Zecken wie den Gemeinen Holzbock (Ixodes ricinus) als Überträger (Vektor), sehr selten auch durch fliegende Insekten (Pferdebremsen, Stechmücken).

Stechen im Unterbauch

Anamnese: Ein 46-jähriger Patient kommt in die Praxis. Er klagt über Schmerzen im linken Unterbauch, von vorne in der Leistengegend nach hinten unten im bereich des Anus ziehend. Es fühle sich an „wie ein Dorn" und verursache einen höchst unangenehmen Dauerschmerz. Eine Darmspiegelung sei vor einem halben Jahr durchgeführt worden, habe aber keine Auffälligkeiten ergeben. Ein MRT zeigt indes ein Sarkom am Beckeneingang. Es folgt die Operation mit einer Totalresektion des Sarkoms und einer Teilresektion des Musculus psoas, woraus nun eine Teilparese des linken Beins resultiert. Allerdings habe sich in den Monaten danach keine Veränderung der vorbestehenden Schmerzsymptomatik ergeben. Um ein Rezidiv oder Metastasen des Sarkoms auszuschließen, erfolgt erneut eine Coloskopie, wiederum ohne einen pathologischen Befund. Histologisch erweist sich das Sarkom von niedriger Malignität, nach Aussage des Chirurgen eher ein Zufallsbefund, der nicht kausal für die Schmerzsymptomatik verantwortlich zu machen ist.

Aurachirurgie: In der aurachirurgischen Exploration ist das karmisches Muster der Schwarzen Magie in ausgeprägter Form vorhanden, es erfolgt die fachgerechte Auflösung, bis schließlich keine Resonanz für die Schwarzen Magie mehr vorhanden ist. Als nächstes erfolgt die Prüfung des lokalen Befundes im Bereich des Unterbauchs: Sobald der Aurachirurg einen virtuellen Pfeil mit der Faust umgreift und von vorne diesen Pfeil rein- und rausschiebt, geht der Patient eindrucksvoll in Resonanz. Trotz geschlossener Augen und mehrere unabhängiger Prüfungen an verschiedenen Körperstellen gibt der Patient immer exakt eine entsprechende Empfindung an, sobald der Aurachirurg den Pfeil im Bereich des linken Unterbauches bewegt. Der Schmerz zieht vom linken Unterbauch in die Region des Anus. Auf die Frage, ob sich der Pfeil leicht oder schwer beweglich anfühle, ergaben sich Hinweise, dass er wohl auf Grund von Widerhaken im Bereich des Anus noch ziemlich feststecke. Erst nach Umbiegen der Widerhaken gelingt es dem Aurachirurgen schließlich, den Pfeil heraus zu ziehen, und tatsächlich: Die Symptomatik ist und bleibt verschwunden.

In der NLS-Analyse zeigt sich ferner eine energetisch-informatorische Belastung durch Treponema pallidum auf dem Roten Knochenmark, die alsdann homöopathisch erfolgreich ausgeleitet wird. Auch die energetische Belastung auf Hirnstamm und Hirnnerven infolge der durchgeführten Narkose kann nicht nachgewiesen werden.

Bewertung: Ein sehr beeindruckender Fall, der zeigt, dass es für den Aurachirurgen immer darauf ankommt, hinzuhören statt nur zuzuhören. Der Patient hatte es vorab mit dem „Dorn" bildlich exakt beschrieben.

Lichtempfindlichkeit

Anamnese: Eine 37-jährige Patientin kommt in die Praxis wegen ihrer seit 2 Jahren bestehenden Lichtempfindlichkeit. Sie könne es tagsüber gar nicht mehr ohne Sonnenbrille aushalten, so sehr blende sie die Sonne. Das kenne sie von früher nicht und habe sich schleichend immer weiter verschlechtert. Neben ihrer Lichtempfindlichkeit plage sie auch ihr Kopfschmerz, der ebenfalls seit mehreren Jahren bestehe. Außerdem habe sie eine unreine Haut. Vor 3 Jahren sei bei ihr Brustkrebs diagnostiziert worden, mit mehreren Rekonstruktionen und Implantaten, die immer wieder gescheitert seien, weil die Größe jeweils nicht passte. Gegen die Kopfschmerzsymptomatik erhalten sie jetzt seit einigen Monaten Botoxinjektionen, was ihr kurzfristig auch helfe. Aber nach einigen Wochen kämen die Kopfschmerzen dann wieder in der alten Form zurück.

Aurachirurgie: In der Beschreibung des Kopfschmerzen schildert die Patientin eine Migränesymptomatik mit Aura, Übelkeit, Erbrechen, halbseitig betonten Kopfschmerzen mit Wechsel der Seite. Bein Druck auf die Akupunkturpunkte des Leber- und Gallenblasenmeridians (LE 3, GB 20, GB 21, GB 31) gibt die Patientin eine deutlich Schmerzempfindung an.

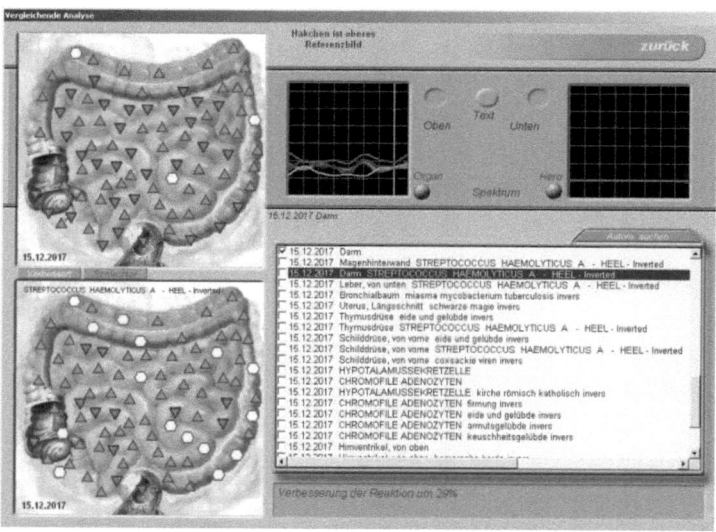

Abb. 11: Der Darm zeigt einen durchaus noch guten energetischen Befund, bei Invertierung von Streptococcus haemolyticus kommt es dennoch zu einer Verbesserung um 29%.

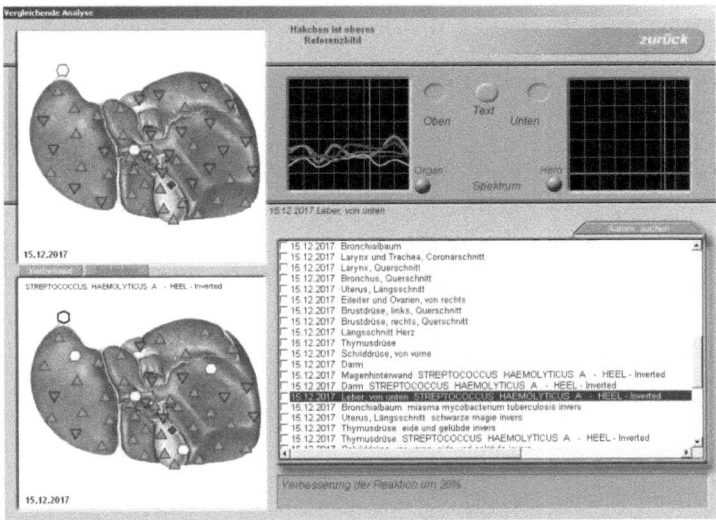

Abb. 12: *Auch an der Leber zeigt sich eine energetische Schwäche, die durch die Invertierung von Streptococcus haemolyticus um 20% gebessert werden kann.*

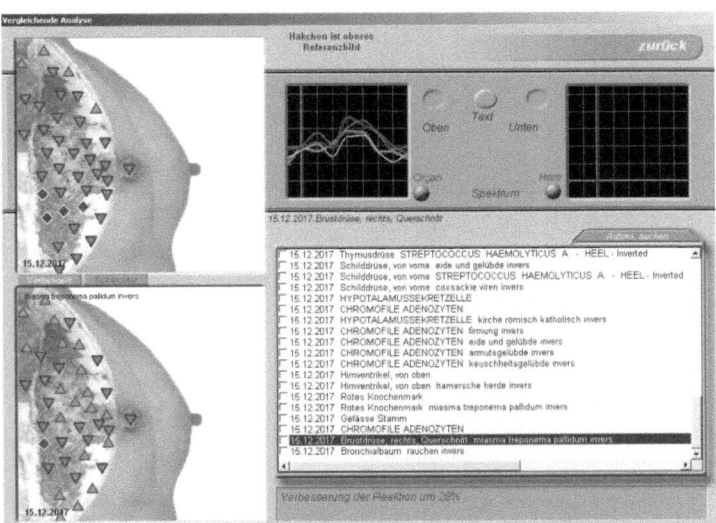

Abb. 13: *An der seinerzeit erkrankten rechten Brustdrüse zeigt sich eine energetische Belastung, die sich bei Invertierung von Miasma Treponema pallidum um 28% verbessert. Dieser bei Tumorpatienten typische Belastungsbefund durch den Erreger der Syphilis kann in der Folge homöopathisch erfolgreich ausgeleitet werden.*

Bewertung: Die von der Patientin beschriebene Problematik einer Lichtempfindlichkeit lässt sich aus dem Blickwinkel der TCM sehr gut erklären: Hier ist der Zusammenhang zwischen Leber, Gallenblase als Organmeridiane sowie dem Sinnesorgan des Auges bekannt. Die Leberschwäche führt schnell zu einem Nachlassen der Sehkraft und zu einer Lichtempfindlichkeit. Nach Durchführung einer Darmsanierung kommt es in der Folge zu einer Verbesserung des energetischen Befundes nicht nur im Darm, sondern auch in der Leber, die bekanntlich immer die nachfolgende Instanz bei Darmbelastungen darstellt. Alles, was der Darm bei gestörter Darmflora an Toxinen aus der Nahrung fälschlicherweise resorbiert, belastet die Leber energetisch und führt dann zu entsprechenden Symptomen wie Müdigkeit, Hautflecken, aber auch eben emotionalen Ausbrüchen im Sinne von Wut und Zorn und eben auch typischerweise Lichtempfindlichkeit. Nach einer homöopathischen Ausleitungsbehandlung gegen Streptococcus haemolyticus verbessert sich in der Folge die Symptomatik deutlich, nach 3 Monaten ist keine Lichtempfindlichkeit mehr vorhanden.

Schlafstörung

Anamnese: Die 57-jährige Patientin, von Beruf Altenpflegerin, kommt in die Behandlung wegen ihrer seit Jahren bestehenden Schlafstörungen. Mitten in der Nacht wache sie auf und sei dann innerlich sehr unruhig, komme erst nach mehreren Stunden des Wachliegens schließlich wieder zur Ruhe und stehe dann morgens übernächtigt und mühsam auf. Vor 10 Jahren sei sie an einer Hepatitis C erkrankt, verursacht durch eine Übertragung beim Geschlechtsverkehr mit ihrem Partner. Danach hatte sie über mehrere Jahre deutlich erhöhte Leberwerte und eine laborchemisch messbare Virusaktivität. Durch den Einsatz des neu auf den Markt gekommenen Harvoni[4] sei sie aber geheilt worden, innerhalb von 3 Monaten kommt es laborchemisch zu einer Normalisierung der Transaminasen[5].

Aurachirurgie: In der aurachirurgischen Exploration findet sich außer dem karmischen Muster der missglückten Flucht, das regelkonform aufgelöst wird, keine Besonderheit. Untersucht wird im Folgenden, ob die Schlafstörung durch Elektrosmog und/oder durch eine Leberfunktionsstörung und/oder durch weitere Störungen bedingt ist. Dazu werden in der NLS-Analyse verschiedene Organe untersucht, insbesondere Leber, Nebenhöhlen und das Gehirn.

---

[4] Wirkstoffkombination Sofosbuvir + Ledipasvir: Die Kombination wird bei Erwachsenen zur Behandlung der chronischen Leberentzündung vom Typ C (Hepatitis C) angewendet.

[5] Die Aminotransferasen haben im klinischen Alltag eine große Bedeutung. Normalerweise finden die Transaminierungen innerhalb der Zelle statt und deshalb sind auch die Aminotransferasen nur innerhalb der Zelle vorhanden. Sie kommen in allen Geweben und Organen vor, jedoch in unterschiedlichen Konzentrationen. Die ALT (GPT) ist in besonders hoher Konzentration in Leberzellen vorhanden. Auch die AST (GOT) ist vorwiegend in Leberzellen, jedoch auch in erhöhtem Maße in Herz- und Skelettmuskelzellen, Gehirn, Niere und Pankreas vor. Wenn nun Zellen zugrunde gehen, gelangen die Enzyme in den Blutkreislauf. Zu einem gewissen Maß ist das völlig normal, gehen jedoch vermehrt Zellen aus den oben genannten Organen zugrunde kann eine erhöhte Konzentration von einer oder beiden Aminotransferasen im Blut gemessen werden.

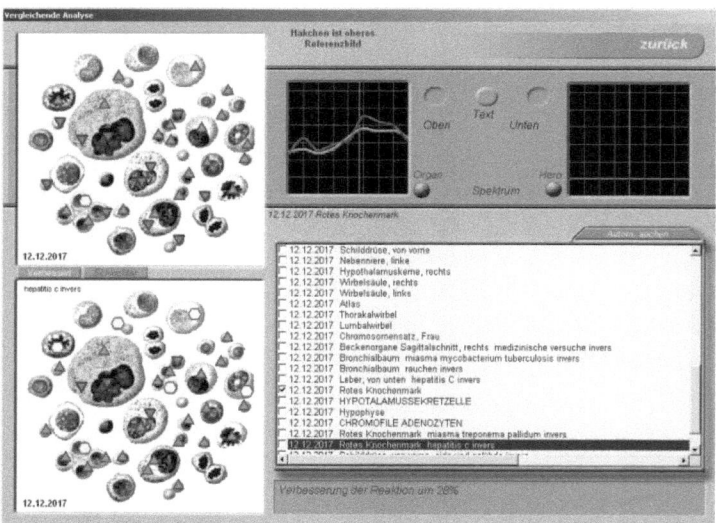

Abb. 14: *In der NLS-Analyse zeigt sich eine energetische Belastung des Roten Knochenmarks mit Verbesserung des energetischen Befundes um 28% bei Invertierung von Hepatitis C. Hier steckt somit trotz der Behandlung durch Harvoni mit der vermeintlichen Heilung immer noch eine deutliche Last.*

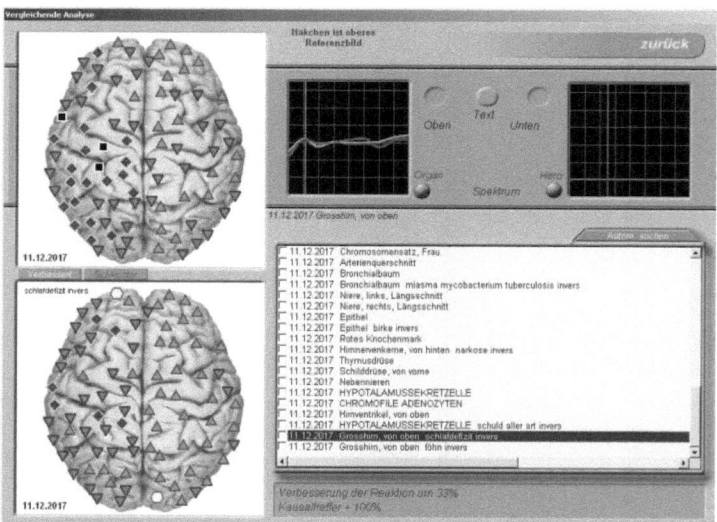

Abb. 15: *Am Gehirn zeigt sich eine energetische Schwäche, ausgelöst durch ein Schlafdefizit mit einer Verbesserung des energetischen Befundes um 33% bei Invertierung.*

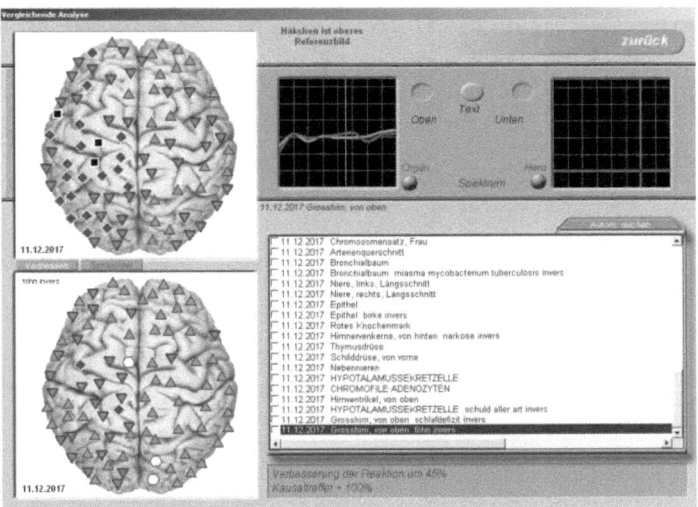

Abb. 16: Bei Invertierung von Föhn kann die Situation um 45% verbessert werden. Dieser Befund ist wohl eher ein Zufall, denn die Patientin war aus einem Flachland in Deutschland nach Ruggell in Liechtenstein zur Behandlung erschienen, wo zu dem Zeitpunkt gerade eine Föhnwetterlage herrschte.

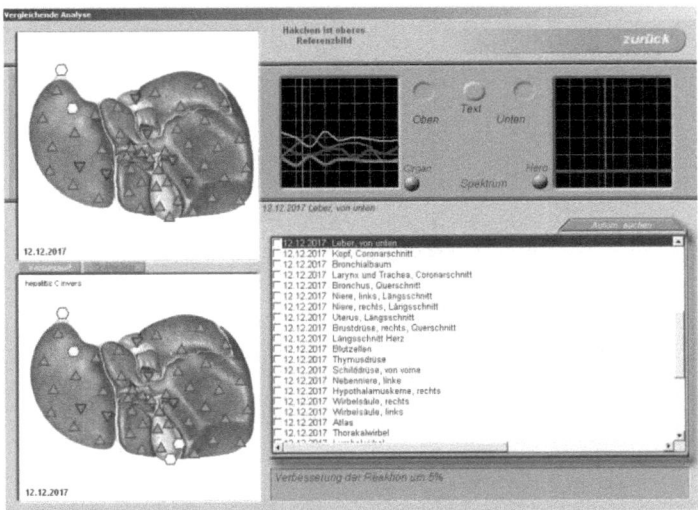

Abb. 17: In der Leber findet sich eine geringe energetische Belastung, die bei Invertierung von Hepatitis C um nur 5% verbessert werden kann. Ganz offensichtlich besteht kaum mehr eine Belastung durch diesen Erreger.

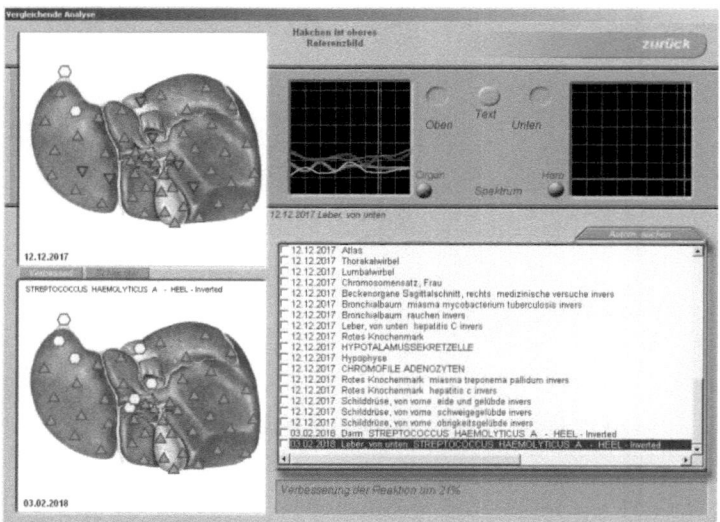

Abb. 18: *Eine deutliche Verbesserung des energetischen Befundes an der Leber zeigt sich jedoch bei Invertierung von Streptococcus haemolyticus, und zwar um ganze 21%.*

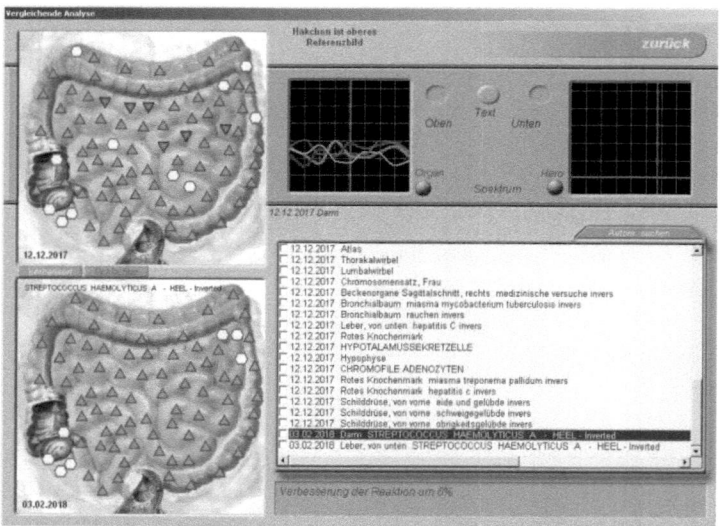

Abb. 19: *Die Belastung der Leber rührt von einer zugrunde liegenden energetischen Belastung des Darms, wenngleich in überraschend geringer Ausprägung. Bei Invertierung kommt es zu einer Verbesserung des energetischen Befundes um nur 6%. Entsprechend liegt wohl an anderer Stelle noch ein Focus.*

Bewertung: Nach dem DAK-Gesundheitsreport 2017 schlafen 80 Prozent der Erwerbstätigen schlecht. Dabei sind seit 2010 die Schlafstörungen bei Berufstätigen im Alter zwischen 35 und 65 Jahren um 66 Prozent angestiegen. Nachdem die Patientin aus einer flachen Region ohne Berge kommt, ist der hier erhobene Befund einer Föhnempfindlichkeit mit der damit verbundenen Schlafstörung ein Zufall, bedingt durch die Tatsache, dass Ruggell in Liechtenstein in unmittelbarer Bergnähe liegt. Auch wenn laborchemisch in der Leber vermeintlich alles in Ordnung zu sein scheint, so gibt es laut NLS-Analyse doch noch eine energetische Störung der Leber, wenngleich nicht stark ausgeprägt. Zum einen resultiert diese aus einer diskreten Belastung des Darms mit Streptococcus haemolyticus, der auch eine Auswirkung auf die Leber hat. Darüber hinaus trägt die Leber selbst noch eine energetische Belastung auf Grund der Hepatitis C vor 10 Jahren, wenn auch nicht in deutlicher Form. Anders sieht das auf dem Roten Knochenmark aus, hier ist die Belastung noch erheblich. Aus der Energie- und Informationsmedizin ist bekannt, dass normale laborchemische Werte der Transaminasen nicht zwingend mit dem energetischen Zustand der Leber korrelieren müssen. So auch in diesem Fall: Den normalen Transaminasen stehen energetische Belastungen der Leber in der NLS-Analyse gegenüber, was sich entsprechend als Schlafstörung äußert. Laut TCM existiert bekanntlich eine Organuhr, bei der jedes Organ innerhalb von 24 einen energetischen Höhepunkt über jeweils 2 Stunden Stunden hat. Nachdem die Patientin beschreibt, dass bei ihr die Schlafstörungen insbesondere zwischen 1 und 3 Uhr morgens auftreten, liegt der Verdacht nahe, dass es sich um eine energetische Störung der Leber handelt, da die Leber gerade in diesem Zeitraum ihr energetisches Maximum aufweist. Bestehen energetische Störungen, so kommt es in dieser Phase zu Dysregulationen, was klinisch zu Wachheit und Unruhe beim Patienten führt.

Auch in der Schulmedizin kommt man inzwischen zu der Erkenntnis, die die Chinesische Medizin schon seit Jahrtausenden kennt: Das Magazin „Der Spiegel" schreibt 2014: *Tabletten können ihre Wirkung komplett verlieren, wenn der Patient sie abends statt morgens einnimmt. Zu diesem Ergebnis kommen die Forscher um John Hogenesch von der Perelman School of Medicine in Philadelphia. Sie haben die Gene in Mäusezellen untersucht, in verschiedenen Organen: Wann wird welches Erbgutstück wo an- oder abgeschaltet? Fazit: Fast die Hälfte der zigtausend untersuchten Gene gehorchen einem festen Tagesrhythmus. Zu regelrechten Stoßzeiten kommt es zur Morgen- oder Abenddämmerung. Die Leber zeigt sich besonders zeitempfindlich; kurz vor Mitternacht läuft sie zur Höchstform auf. Was für Mäusezellen gilt, lässt sich in diesem Fall womöglich auf den Menschen übertragen, mit weitreichenden Folgen: "Die Mehrheit der am häufigsten in den USA verkauften Medikamente", so die Forscher, wirke auf zeitabhängige Gene. Krebs, Diabetes, Übergewicht - auch die Gene kranker Zellen schwingen im 24-Stunden-Rhythmus. Nun gilt es, die beste Zeit für die Gabe wichtiger Arzneien zu erforschen.*

Zusammenfassend lässt sich sagen: Schlafstörungen sind heutzutage in einem hohen Maß durch energetische Störungen der Leber bei allgemein verbreiteter Fehlernährung und damit konsekutiver Mikrobiomschädigung im Darm verursacht. Die Zahl der davon betroffenen Patienten ist erschreckend hoch. Charakteristisch ist das Erwachen mitten in der Nacht zwischen 1 und 3 Uhr morgens, eine innere Unruhe und die Unfähigkeit, dann wieder zum Schlafen zu kommen. Abzugrenzen davon ist eine andere weit verbreitete Ursache der Schlafstörung, nämlich die Belastung der Menschen durch den Elektrosmog. Dieses Thema wurde ausführlich in einem früheren Band der Leitsymptome der Aurachirurgie bereits ausführlich besprochen.

Die miasmatische Belastung durch Streptococcus haemolyticus wird in der Folge homöopathisch ausgeleitet, ebenso die Belastung durch Hepatitis C. Und tatsächlich bessert sich im weiteren Verlauf die Schlafstörung deutlich, was fast überraschend ist, wenn man davon ausgeht, dass die energetische Belastung der Leber in der NLS-Analyse gar nicht so deutlich ausgeprägt war.

Verstopfung

Anamnese: 64-jährige Patientin kommt wegen ihrer seit Jahren bestehenden Verstopfung in die Behandlung. Vor 6 Monaten sei eine Coloskopie durchgeführt worden, die habe mehrere Divertikel ergeben, die sich teilweise auch entzündet hätten. Entsprechend habe sie nicht nur die Symptome einer Verstopfung, sondern auch Bauchschmerzen auf Grund der Entzündungen.

Aurachirurgie: In der aurachirurgischen Exploration wird zunächst auf das karmische Muster der Pfählung getestet, was jedoch keinen pathologischen Befund ergibt. Auch andere karmische Muster bleiben unauffällig.

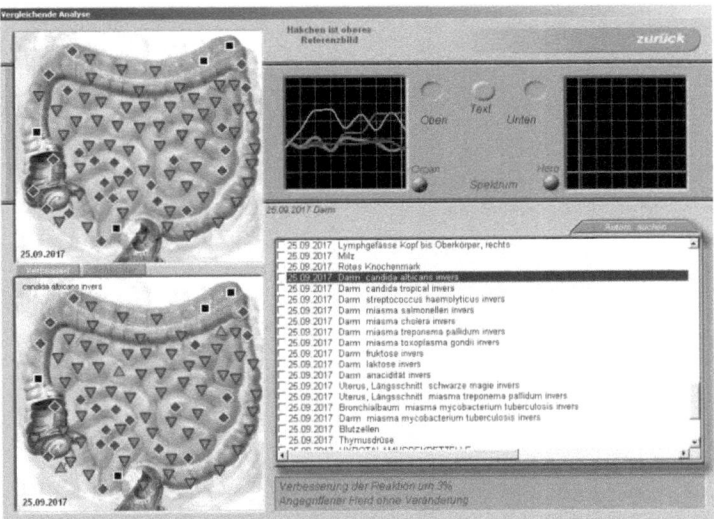

Abb. 20: *Am Darm zeigt sich eine deutliche energetische Schwäche, bei Invertierung von Candida albicans kommt es zu einer Verbesserung des energetischen Befundes um lediglich 3%. Dass die energetische Schwäche durch eine miasmatische Belastung durch Candida albicans hervorgerufen sein könnte, war angesichts des Befundes eigentlich von vornherein unwahrscheinlich. Denn Candida albicans befällt den Darm typischerweise generell und nicht wie in der aktuellen Situation so konzentriert an einigen Stellen.*

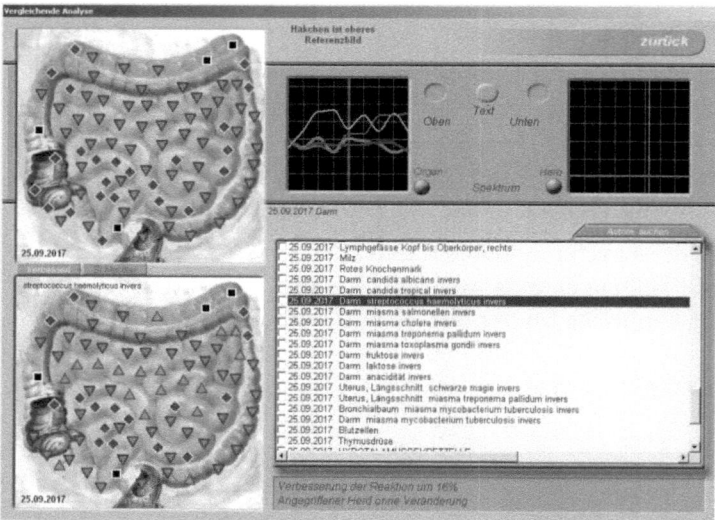

Abb. 21: *Darm: Auf Grund der ungleichmäßigen energetischen Belastung wird im Folgenden auf die miasmatische Belastung durch Streptococcus haemolyticus untersucht. Bei Invertierung ergibt sich jedoch auch hier eine Verbesserung des energetischen Befundes um lediglich 16%. Nach wie vor finden sich zahlreiche dunkle Markierungen, somit handelt es sich nicht um die korrekte Kausalität.*

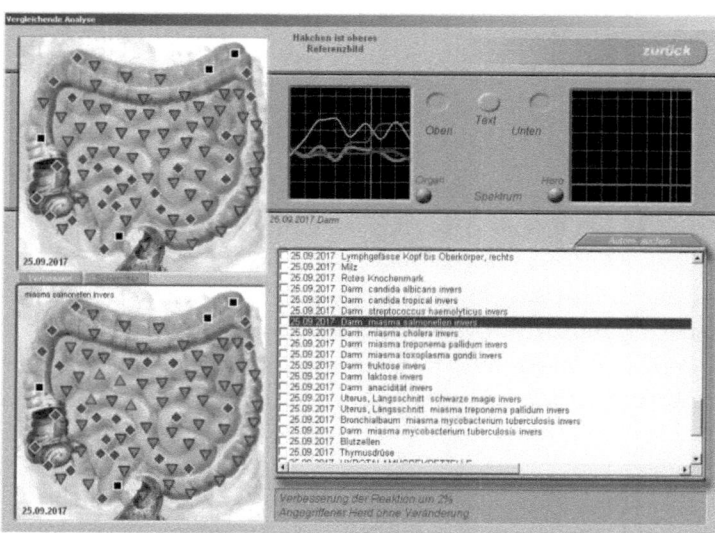

Abb. 22: *Darm: Bei Invertierung von Salmonellen ergibt sich eine Verbesserung des energetischen Befundes um lediglich 2%.*

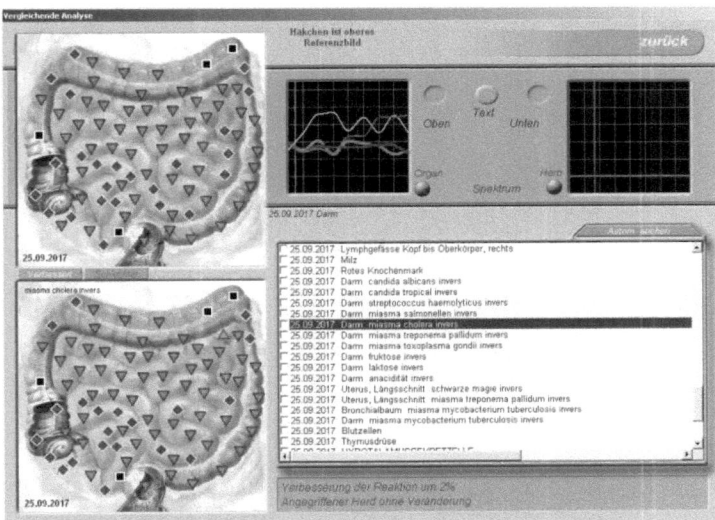

Abb. 23: Darm: Bei Invertierung von Cholera ergibt sich eine Verbesserung des energetischen Befundes um lediglich 2%.

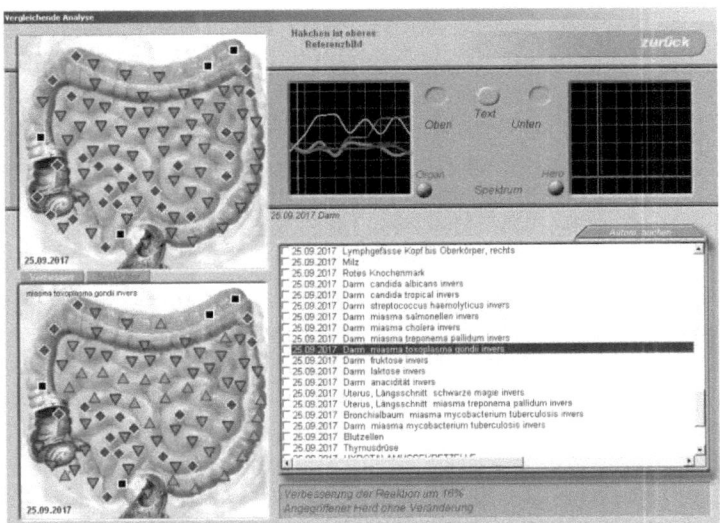

Abb. 24: Darm: Bei Invertierung von Toxoplasma gondii ergibt sich eine Verbesserung des energetischen Befundes um lediglich 16%.

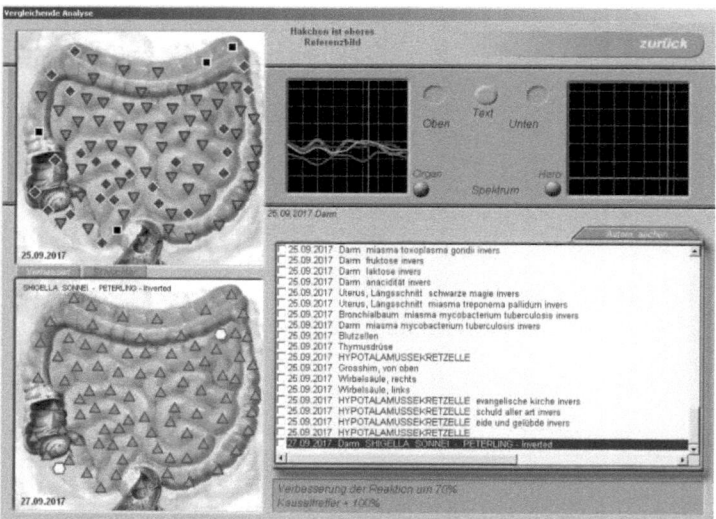

Abb. 25: Darm: Bei Invertierung von Shigella sonnei ergibt sich eine Verbesserung des energetischen Befundes um stattliche 70%.

Bewertung: Bei Patienten mit Verstopfung sind karmische wie auch miasmatische Belastungen zu untersuchen bzw. bei Bedarf zu behandeln. Während das karmische Muster der Pfählung bei dieser Patientin keinen pathologischen Befund ergibt, zeigt sich in der NLS-Analyse eine erhebliche miasmatische Belastung, bei Testung verschiedener energetische Muster stellt sich schließlich die Shigellenbelastung als die eindeutige Kausalität heraus. Dass sich die Patientin auf Nachfragen dann auch noch an eine Fischvergiftung vor einigen Jahren erinnern kann, komplettiert das Bild. Der Pathomechanismus ist klar: Die Shigellenvergiftung führt zu einer energetischen Schwäche im Darmbereich. Nach einer initialen Phase der Diarrhoe kommt es im weiteren Verlauf zu einer Dysfunktion der Darmmuskulatur, die in der Folge nicht mehr so kontrolliert kontrahiert und peristaltisch aktiv ist wie zuvor. Dadurch stagniert die Ausscheidung, es kommt zu Obstipation, zu Ausbuchtungen der Darmschleimhaut (Divertikulose), was sich dann schließlich auch entzünden kann (Divertikulitis). Behandelt der Aurachirurg die energetische Schwäche durch eine homöopathische Ausleitungstherapie, verbessert sich die Situation und die Divertikel bilden sich in der Folge auch wieder partiell oder gar vollständig zurück.

Sehstörung

Anamnese: Die 57-jährige Patientin kommt in die Behandlung wegen einer fortschreitenden Makuladegeneration[6] auf beiden Augen, diagnostiziert durch den Augenarzt. Darüber hinaus berichtet die Patientin über Schlafstörungen, wobei sie immer um etwa 2 Uhr morgens aufgewacht und dann nicht mehr zur Ruhe kommt.

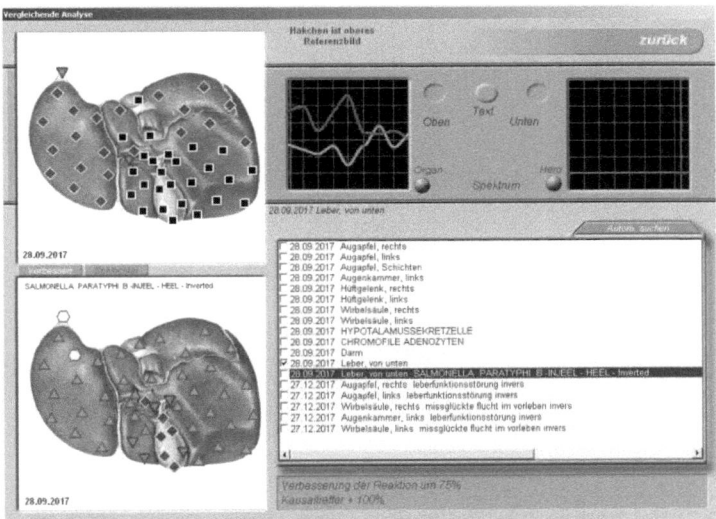

Abb. 26: Leber: Massive energetische Belastung der Leber durch Salmonella paratyphi, an denen sich die Patientin vor 15 Jahren während einer Reise ins Ausland infiziert hatte. Bei Invertierung kommt es zu einer Verbesserung des energetischen Befundes um 75%.

---

[6] Die Makuladegeneration oder genauer altersbedingte Makuladegeneration (AMD) ist eine degenerative Erkrankung der Macula lutea, des gelben Flecks der Netzhaut (Retina) des Auges. Sie tritt im höheren Lebensalter auf. Temporal von der Papille gelegen enthält die Makula die Fovea centralis der Netzhaut. Diese enthält die auf die Wahrnehmung von farbigem Licht spezialisierten Sinneszellen (Zapfen). Deren Funktionsverlust führt - meist beidäugig und mit zunehmendem Alter - zu fortschreitendem Sehverlust bei Erhalt des peripheren Gesichtsfelds. Die altersbezogene Makuladegeneration tritt bevorzugt ab dem 65. Lebensjahr auf und ist in der entsprechenden Altersgruppe eine der häufigsten Ursachen der Erblindung. Männer und Frauen sind gleich häufig betroffen, dunkelhäutige Menschen wesentlich seltener. Durch Alterung bedingt kommt es zu einer fortschreitenden Funktionseinschränkung des retinalen Pigmentepithels. Das Pigmentepithel geht zugrunde, es entstehen Lücken in der Bruch-Membran. Als Ursache werden eine genetische Prädisposition, Nikotinabusus und intensive Sonnenbestrahlung diskutiert.

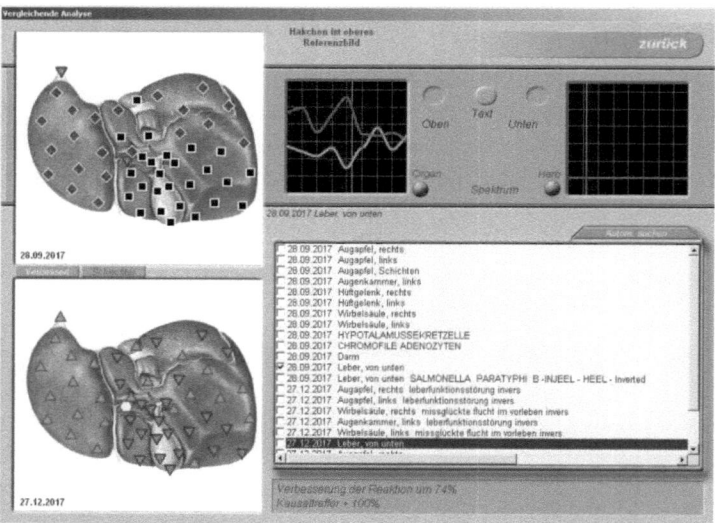

Abb. 27: *Leber: Verbesserung des energetischen Befundes der Leber um 74% nach dreimonatiger homöopathischer Ausleitungstherapie von Salmonella paratyphi.*

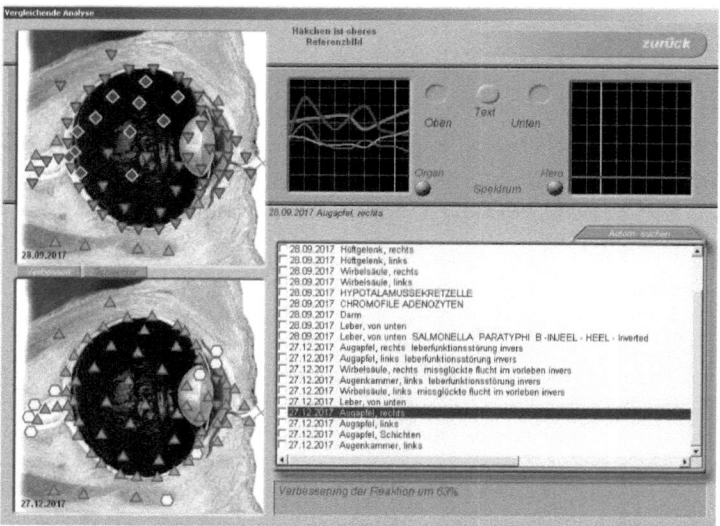

Abb. 28: *Rechtes Auge: Vergleichsbefund zwischen dem 28.9.2017 und dem 27.12.2017, d.h. nach dreimonatiger homöopathischer Ausleitungstherapie von Salmonella paratyphi: Verbesserung des energetischen Befundes um 63%.*

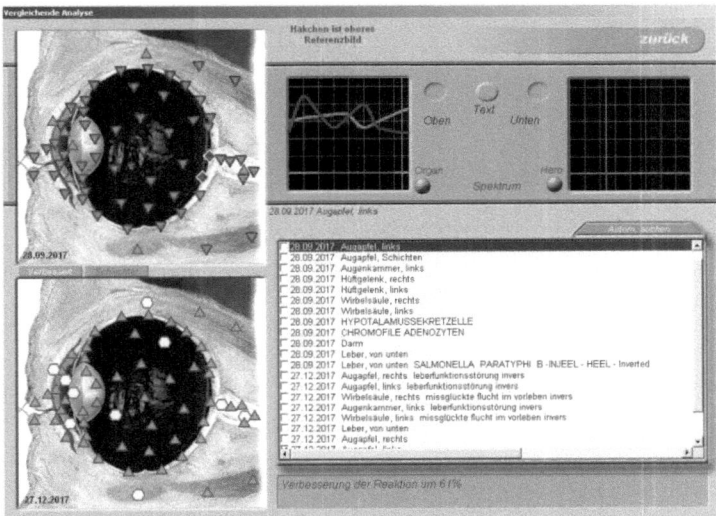

Abb. 29: *Linkes Auge: Vergleichsbefund zwischen dem 28.9.2017 und dem 27.12.2017, d.h. nach dreimonatiger homöopathischer Ausleitungstherapie von Salmonella paratyphi: Verbesserung des energetischen Befundes um 61%.*

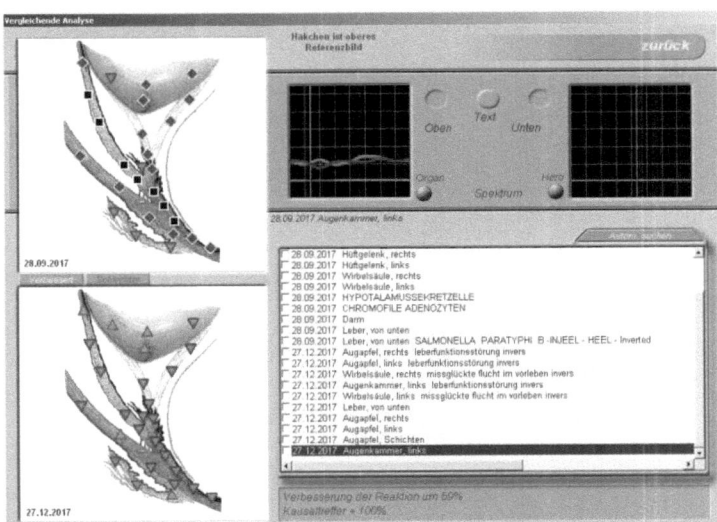

Abb. 30: *Augenkammer: Vergleichsbefund zwischen dem 28.9.2017 und dem 27.12.2017, d.h. nach dreimonatiger homöopathischer Ausleitungstherapie von Salmonella paratyphi: Verbesserung des energetischen Befundes um 59%.*

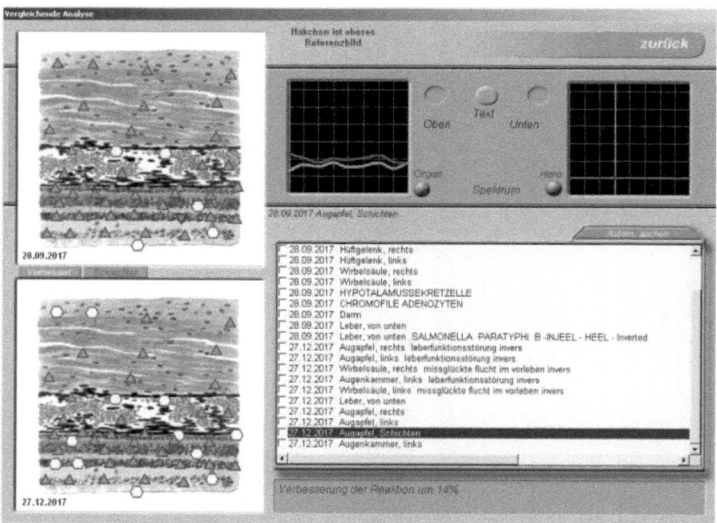

Abb. 31: *Augapfel Schichten: Vergleichsbefund zwischen dem 28.9.2017 und dem 27.12.2017, d.h. nach dreimonatiger homöopathischer Ausleitungstherapie von Salmonella paratyphi: Verbesserung des energetischen Befundes um 14%.*

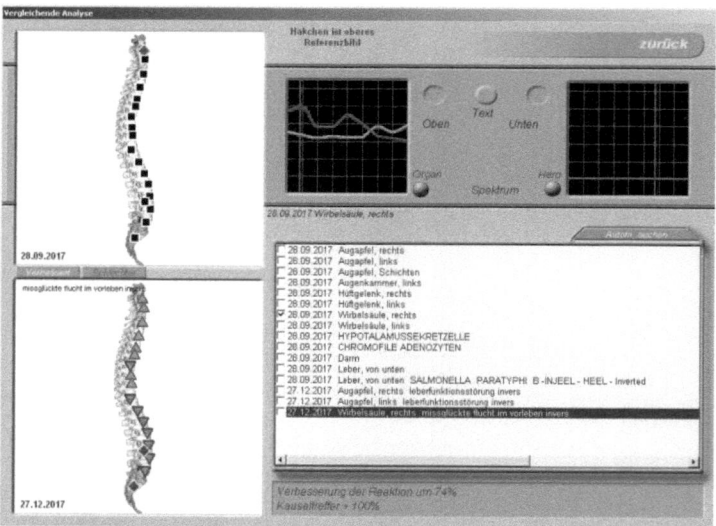

Abb. 32: *Nebenbefund der Wirbelsäule rechts: Schwere energetische Belastung mit entsprechender klinischer Symptomatik, bei Invertierung vom karmischen Muster der missglückten Flucht im Vorleben kommt es zu einer Verbesserung des energetischen Befundes um 74%.*

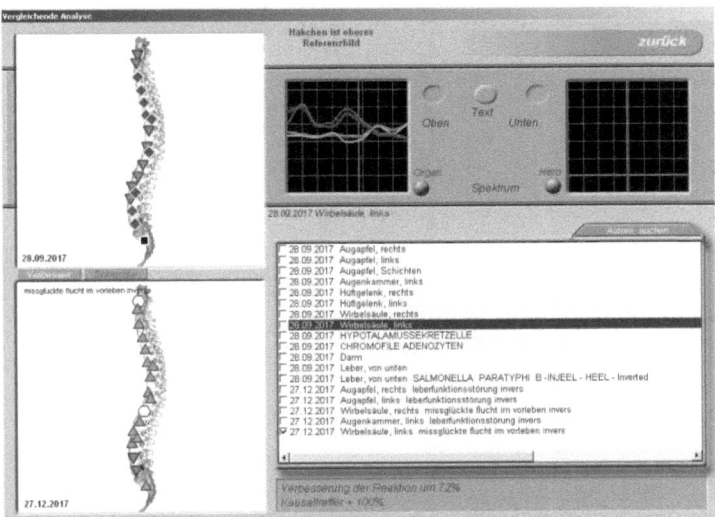

Abb. 33: *Nebenbefund der Wirbelsäule rechts: Vergleichsbefund zwischen dem 28.9.2017 und dem 27.12.2017, d.h. nach Durchführung einer aurachirurgischen Auflösungstherapie:*

Bewertung: Dieser Fall ist insofern sehr beeindruckend, als klar wird, dass Sehstörungen im Alter keineswegs immer durch eine organische Veränderung der Augen verursacht werden, sondern in vielen Fällen ausschließlich oder zusätzlich durch eine energetische Störung des Lebermeridians, häufig bei einer zugrunde liegenden Darmstörung. Wird die Darmflora saniert, verbessert sich auch wieder die Sehleistung der Augen. Im vorliegenden Fall handelt es sich nicht um eine Darmstörung, vielmehr ist der Darm energetisch völlig unauffällig. Allerdings liegt noch eine erhebliche energetische Belastung auf der Leber, bedingt durch eine früher durchgemachte Salmonelleninfektion. Nach homöopathischer Ausleitungstherapie verbessern sich nicht nur die energetischen Befunde, wie man das an den Abbildungen eindrucksvoll sehen kann, sondern auch die klinische Symptomatik. Die Makuladegeneration sistiert und entwickelt sich nicht mehr weiter, das Sehvermögen der Patientin verbessert sich den folgenden Monaten.

Unruhige Beine

Anamnese: 20-jähriger Patient, kommt in die Praxis wegen seiner Venenprobleme an den Unterschenkeln. Er sei bereits bei einem Phlebologen gewesen, der habe ihm Krampfadern diagnostiziert, obwohl man eigentlich gar keine eindeutigen Krampfadern an den Unterschenkeln optisch erkennen könne. Vielmehr handelt es sich um eine Art Spannungsgefühl, das gerade im Sitzen recht unangenehm sei, nachts seien die Beine unruhig und müssten bewegt werden.

Aurachirurgie: In der aurachirurgischen Exploration zeigt sich ein sportlicher junger Mann mit schlanken Beinen. Der Patient ist sehr schlank bis fast untergewichtig, sein Handy trägt er in der Hosentasche.

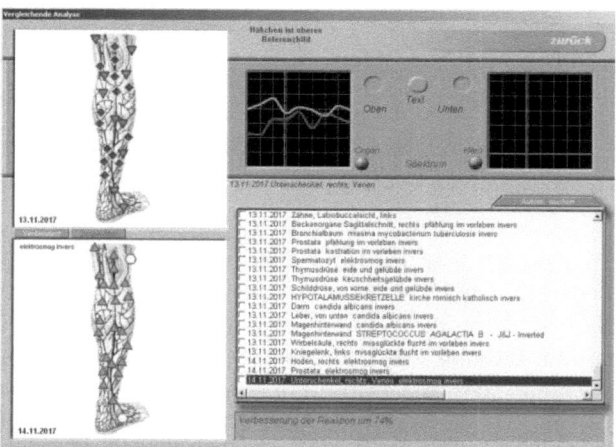

Abb. 34: Es zeigt sich eine deutliche energetische Schwäche im Bereich beider Unterschenkel, bei Invertierung von Elektrosmog kommt es zu einer Verbesserung des Befundes um 74%.

Bewertung: Das sog. Restless-Legs-Syndrom, kurz RLS, ist nach schulmedizinischem Verständnis eine Störung des extrapyramidalmotorischen Systems (EPMS) und zählt zu den Hyperkinesen. Es äußert sich bei betroffenen Patienten durch unwillkürliches Zucken, Missempfindungen und Schmerzen in den Beinen - in seltenen Fällen auch in Armen und Händen. Laut Klassifikation des ICSD-2 gehört es zu den schlafbezogenen Bewegungsstörungen. Die Symptome äußern sich in ausgeprägter Form in Ruhephasen. Nach aurachirurgischen Erkenntnissen handelt es sich jedoch nicht ausschließlich um eine Störung des extrapyramidalmotorischen Systems, sondern kann auch durch Elektrosmog lokal an den Unterschenkeln ausgelöst werden. Nach Entfernung der WLAN-Strahlungsquelle verschwindet die Unruhe in den Beinen prompt.

Heiserkeit

Anamnese: Der 60-jährige Patient kommt in die Praxis wegen seiner Heiserkeit. Seit Jahrzehnten sei er heiser, was insofern sehr unangenehm sei, als er in führender Position als IT-Projektmanager täglich Meetings abhalten müsse, und es ihm dabei of schwer falle, ausreichend laut zu reden. Auch habe er wiederholt asthmatische Anfälle erlitten, er sei allergisch gegen verschiedene Blüten, an der Haut habe er auch immer wieder Entzündungen. Insbesondere in der Nase falle ihm das seit einigen Jahren auf, wo er entzündliche Stellen im Nasengang entwickle, die sich dann sekundär bakteriell infizieren und sehr schmerzhaft seien. Er sei vor 2 Jahren zu einem Pulmonologen gegangen, der habe ihn auf Herz und Nieren untersucht, incl. einer umfangreichen Allergietestung. Dabei habe sich herausgestellt, dass seine Lungenfunktion auf 80% eingeschränkt sei, weshalb ihm der Arzt einen Cortisonhaltigen Asthmaspray verordnete. Diesen Spray habe er eine Zeit lang eingenommen, allerdings sei ihm dann die Stimme dann völlig versagt. Wiederholt habe er in Meeting gar keinen Ton mehr herausbekommen, die bis zu 30 Teilnehmer hätten ihn dann völlig entgeistert angeschaut und sich wohl gefragt, ob er noch ganz bei Sinnen sei. Darauf habe er den Cortisonspray wieder abgesetzt, woraufhin sich die Situation mit seiner Heiserkeit wieder verbesserte. Danach sei er zu seiner Hausärztin gegangen, die habe dann eine Hyposensibilisierung[7] durchgeführt, die er zunächst auch ganz gut vertragen habe, allerdings sei das Problem mit der Heiserkeit nach etwa drei Monaten wieder so stark geworden, dass er die Behandlung beenden musste.

Aurachirurgie: In der aurachirurgischen Exploration findet sich das karmische Muster der medizinischen Versuche in Form einer Trachealkanüle, passend zur klinischen Symptomatik der Heiserkeit. Die Trachealkanüle wird regelkonform aurachirurgisch entfernt.

---

[7] Unter Hyposensibilisierung (auch Allergieimpfung oder spezifische Immuntherapie genannt) versteht man eine Therapieform, mit der Überreaktionen des Immunsystems behandelt werden können. Nach schulmedizinischer Meinung ist die Hyposensibilisierung die einzige kausale Therapie bei Allergien, bei der die Ursache der Allergie, die Überreaktion des Immunsystems, behandelt wird. Durch die steigende Gabe von Allergenen soll es zu einer Gewöhnung an das Allergen kommen, um so die überschießende Reaktion des Immunsystems auf das Allergen zu verhindern.

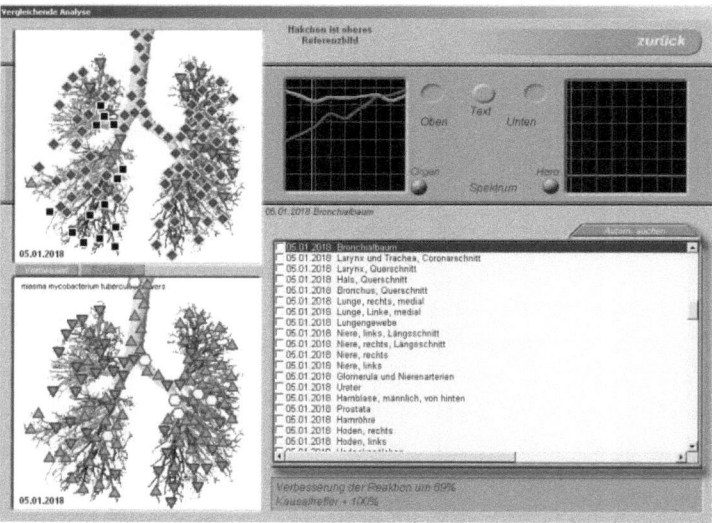

Abb. 35: *Energetische Schwäche auf dem Bronchialbaum, bei Prüfung auf das Miasma von Mycobacterium tuberculosis zeigt sich eine Verbesserung des energetischen Befundes um 69%.*

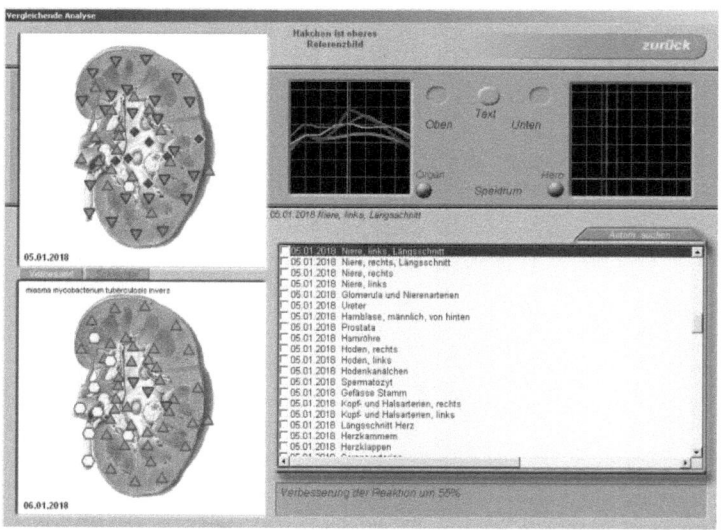

Abb. 36: *Energetische Schwäche auf der linken Niere als Zeichen einer dort ebenfalls bestehenden energetischen Belastung durch das Miasma Mycobacterium tuberculosis, bei Invertierung zeigt sich eine Verbesserung um 34%.*

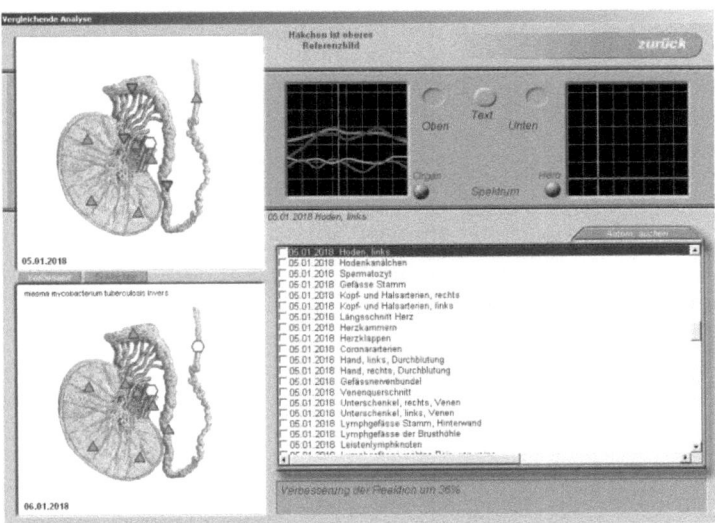

Abb. 37: *Energetische Schwäche auf dem linken Hoden, bei Prüfung auf das Miasma Mycobacterium tuberculosis zeigt sich eine Verbesserung des energetischen Befundes um 36%.*

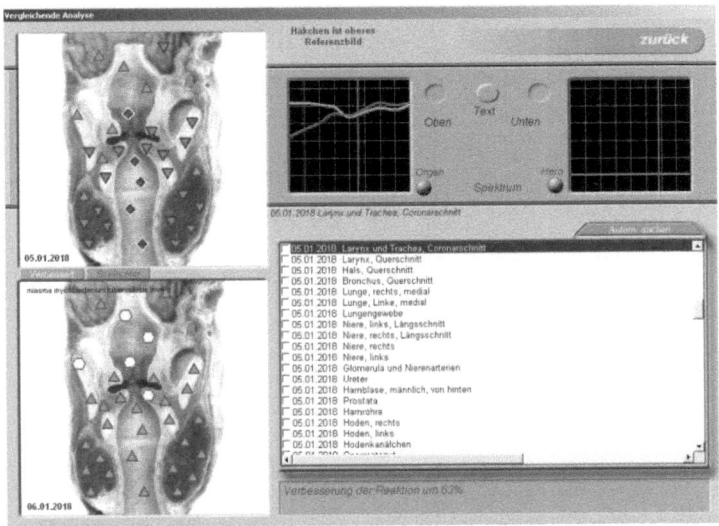

Abb. 38: *Energetische Schwäche im Kehlkopf, bei Invertierung von Miasma Mycobacterium tuberculosis zeigt sich eine Verbesserung des energetischen Befundes um 63%.*

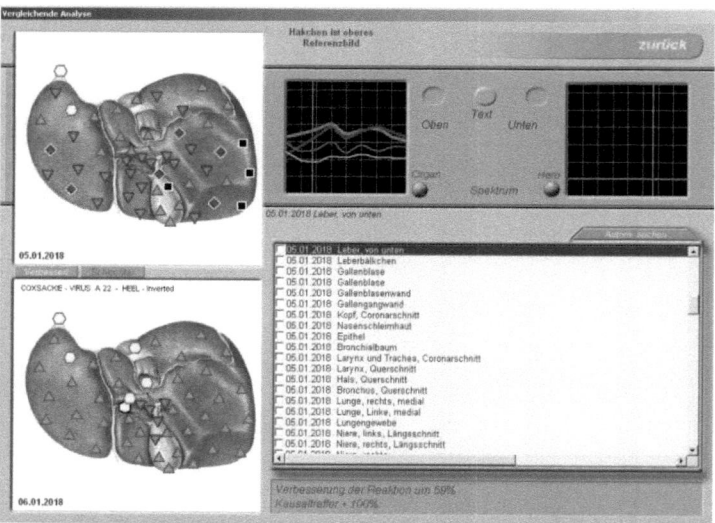

Abb. 39: *Leberenergieschwäche durch die Belastung mit Coxsackie Viren, bei Invertierung kommt es zu einer Verbesserung des energetischen Befundes um 59%..*

Bewertung: Die energetische Belastung durch das Miasma Mycobacterium tuberculosis findet sich typischerweise an mehreren Organsystemen, schwerpunktmäßig auf dem Bronchialbaum, aber auch auf den Gonaden, den Nieren, den Nebennieren und dem Kehlkopf. Die dadurch verursachten Symptome können ganz unterschiedlich sein: Von völliger Symptomfreiheit bis zu schweren Symptomen wie Asthma bronchiale, chronisch rezidivierende Bronchitiden, Nierenfunktionsstörungen, Störungen der Hormonsekretion der Nebennieren mit Pubertas praecox u.v.m. Im vorliegenden Fall besteht die Heiserkeit, die durch die homöopathische Ausleitungstherapie deutlich verbessert werden kann.

Sprechstörung

Anamnese: Patientin, 44 Jahre alt, kommt in die Behandlung wegen Ihrer seit Jahren bestehenden Sprechstörung. Es falle ihr schwer, zu sprechen und Sachverhalte zu formulieren. Immer wieder blieben ihr die Formulierungen im Hals stecken und führe manchmal zu geradezu grotesken Szenen, in denen sie erst nach mehreren vergeblichen Anläufen mühsam zu sprechen beginne. Wenn sie dann spreche, höre sich das fürchterlich gepresst und unprononciert an, häufig viel zu laut, für das Gegenüber geradezu eine Zumutung. Immer wieder komme es im Verlauf des Sprechvorgangs zu Abbrüchen oder unpassenden Pausen, was ihr sehr peinlich und unangenehm sei.

Aurachirurgie: In der aurachirurgischen Exploration findet sich das karmische Muster der Schwarzen Magie in Form von multiplen Schlössern am Hals, was im Zusammenhang mit den geschilderten Beschwerden sehr gut zusammen passt. Patienten mit derlei Belastungen berichten typischerweise von immer wieder auftretenden Sprechblockaden, sei es, dass sie die Formulierungen nicht finden oder dass ihnen die zu sprechenden Inhalte schlicht im Hals stecken bleiben.

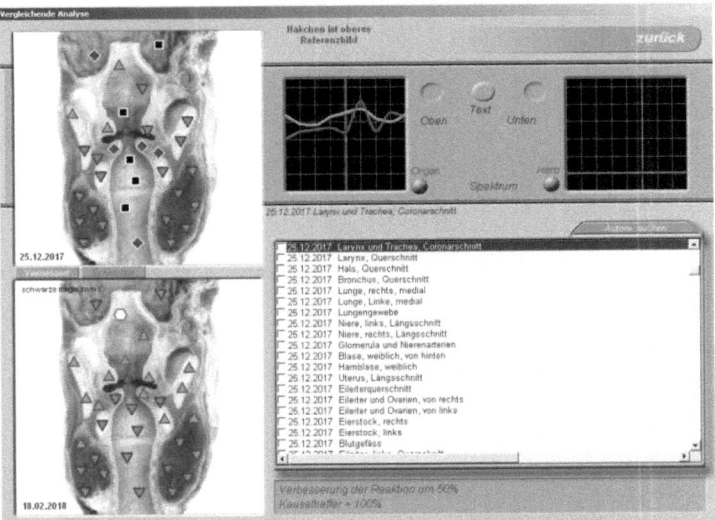

Abb. 40: *Schwere energetische Störung im Bereich der Kehlkopfmuskulatur, die durch die Invertierung von Schwarzer Magie um 50% verbessert werden kann. Die Kausalitätstrefferquote liegt bei 100%, d.h. alle dunklen Markierungen im Kehlkopfbereich sind vollständig verschwunden.*

Bewertung: Die Diagnose lautet auf eine „Spasmodische Dysphonie". Die spasmodische Dysphonie, auch laryngeale Dystonie oder Sprechkrampf genannt, ist eine neurologische Erkrankung aus dem Formenkreis der Dystonien. Dabei gibt es zwei unterschiedliche Formen: den Adduktortyp (dieser geht mit einer gepressten Stimme und mit Pausen und Abbrüchen in der Stimmbildung einher), sowie den selteneren Abduktortyp (der sich durch Flüstersprache mit einer Tendenz zu versiegendem Sprechen auszeichnet). Aus schulmedizinischer Sicht sind die Ursachen dieser Erkrankung nicht bekannt, die Behandlung besteht in der wiederholten Injektion von Botox in die Kehlkopfmuskulatur, was dann in der Regel für die kommenden 3 Monate anhält, um dann entsprechend wiederholt zu werden. Aus aurachirurgischer Sicht handelt es sich um typische Symptome der Schwarzen Magie, die entsprechend nicht mit Botoxinjektionen, sondern aurachirurgisch zu behandeln ist. Nach Auflösung des karmischen Musters der Schwarzen Magie verbessert sich die Symptomatik über die kommenden Wochen bei dieser Patientin deutlich, die Startschwierigkeiten im Sprechvorgang werden weniger und die Abbrüche und Pausen während des Sprechens verschwinden vollständig.

Reizdarm

Anamnese: Der 55-jährige Patient kommt in die Behandlung wegen seines seit Jahren bestehenden Reizdarms. Kaum habe er etwas gegessen, müsse er schon zur Toilette rennen, in der Regel mit dünnflüssigem Stuhlgang. Das Problem habe er seit vielen Jahren. Auch habe er schon viele Ärzte konsultiert, aber immer die gleiche Aussage: Alles in Ordnung. Sonographisch keine Auffälligkeiten, in der Stuhlprobe keine pathogenen Keime, in der Coloskopie kein pathologischer Befund. Das Statement des Internisten, der die Endoskopie durchführte, lautet: Überall zartrosa unauffällige Schleimhaut im gesamten Darm, keine Erklärung für die Symptomatik des chronischen Durchfalls.

Aurachirurgie: In der aurachirurgischen Exploration finden sich keine karmischen Belastungen, insbesondere keine Hinweise auf eine Pfählung im Vorleben.

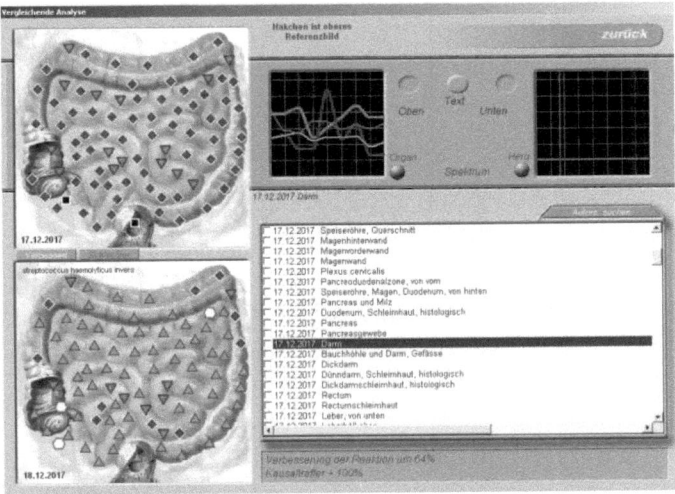

Abb. 41: Darm: Bei Invertierung von Streptococcus haemolyticus kommt es jedoch zu einer deutlichen Verbesserung des energetischen Befundes um 64%. Der Patient beschreibt dazu passend, dass er immer wieder unter Halsschmerzen und Halsentzündungen leide.

Bewertung: Die energetische Belastung des Darms ist der einzige pathologische Befund, der in der aurachirurgischen Sitzung als Korrelat zum Reizdarm gefunden werden kann. Entsprechend wird eine homöopathische Ausleitungsbehandlung eingeleitet, die tatsächlich zu einem Erfolg führt, indem die Symptomatik reduziert werden kann. In der Nachmessung der NLS-Analyse zeigt sich nach 3 Wochen eine erhebliche Verbesserung um 70%.

Hautwucherungen

Anamnese: Die 40-jährige Patientin kommt in die Behandlung wegen der immer weiter zunehmenden und fortschreitenden Hautwucherungen im Gesicht und am Körper. Nach Aussage der Patientin hätten die Fibrome in ihrer Jugend zu wachsen begonnen, jedes Jahr seien immer wieder neue hinzugekommen. Inzwischen sei sie ganz entstellt, das bereite ihr großen Kummer. Ein weiteres Problem, dessentwegen sie kommt: Die Patientin leidet seit etwa 2 Jahren unter einer Psychose, aktuell der dritte Schub einer von mehreren Psychiatern diagnostizierten Schizophrenie. Allerdings sei man sich da nicht ganz sicher, nach Aussage des die Patientin begleitenden Ehemanns habe man auch darüber diskutiert, ob es sich um eine affektive Psychose handele, weil die Patientin keine halluzinatorischen Symptome habe. Allerdings sei es auch möglich, dass sie diese einfach nicht zugibt. Der Ehemann berichtet, dass seine Frau immer so seltsamen Visionen habe, die sie dann ganz unvermittelt formuliert und in kurzen und lauten Phrasen ausstößt. Gegenwärtig wird die Patientin mit dem Psychopharmakon Olanzapin behandelt, sie hat während der vergangenen drei Monate insgesamt 12 kg an Gewicht zugenommen.

Aurachirurgie: Bei den Hautwucherungen handelt es sich um Fibrome[8]. Diese finden sich zu Dutzenden im Gesicht und am Hals, aber auch an anderen Stellen des Körpers. Die Hautwucherungen zeigen ein sehr unterschiedliches Erscheinungsbild: Papillomatös-blumenkohlartig wachsende Fibrome, angiomatöse Fibrome mit einem rot-blauen Zentrum, von Talgdrüsen ausgehende Fibrome mit Haarwachstum u.v.m. Die Patientin wirkt dadurch deutlich entstellt, dazu trägt sie ihr Haar offen, die Haare sind strohig, stehen wild ab und hängen ihr auch ins Gesicht.

---

[8] Ein Fibrom ist eine gutartige Geschwulst des Bindegewebes. Diese Wucherungen kommen sehr häufig vor und können als weiches Fibrom, hartes Fibrom und in vielen verschiedenen Unterformen auftreten. Die meisten Fibrome finden sich auf der Haut, aber auch die Schleimhäute können betroffen sein (z.B. Reizfibrom auf der Mundschleimhaut). In manchen Fällen sind Fibrome auch das Symptom anderer, vor allem erblich bedingter Erkrankungen. So kommen zum Beispiel Angiofibrome der Wangen und Nase bei der Tuberösen Sklerose – einer Erbkrankheit, die mit verschiedenen Fehlbildungen und Tumoren einhergeht – vor.. Die sogenannten Neurofibromatosen gehen regelhaft mit den namensgebenden Neurofibromen – also Fibromen der Nerven – einher. Perifollikuläre Fibrome werden in einigen Fällen zusammen mit bestimmten gutartigen Darmtumoren, den Darmpolypen, beobachtet. Aber auch Menschen, die unter dem sogenannten Cowden-Syndrom und Neurofibromatose Typ 1 (Morbus Recklinghausen) leiden, neigen eher dazu, Hamartome zu entwickeln. Hier handelt es sich ebenfalls um erbliche Faktoren, die die Fibrom-Entwicklung beeinflussen. Ursache des Narbenkeloids als Sonderform der Fibrome, ist eine – vor allem bei dunkelhäutigen Menschen häufige – Komplikation nach Operationen, schweren Verbrennungen oder Hautinfektionen.

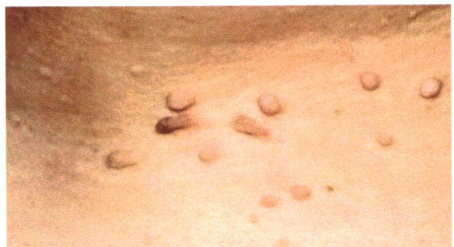

Abb. 42: *Es zeigen sich Fibrome sowohl im Gesicht als auch am Hals. Manche Fibrome sind durch Gefäßanteile rot gefärbt.*

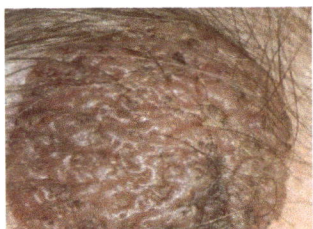

Abb. 43: *An der Kopfhaut findet sich eine seborrhoische Keratose, eine Fibrombildung ausgehend von den Talgdrüsen an behaarten Stellen des Körpers.*

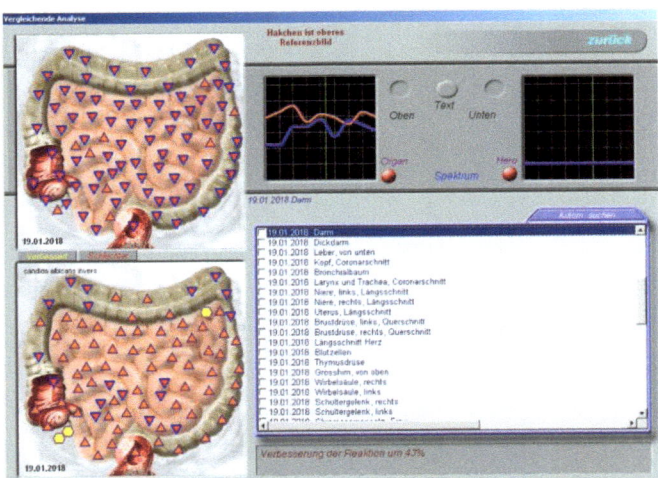

Abb. 44: *Schwere energetische Störung am Darm durch Candida albicans, bei Invertierung Verbesserung um 43%. Es bestehen noch mehrere rote Dreiecke nach unten, was durch eine zusätzliche Belastung durch Streptococcus haemolyticus verursacht wird.*

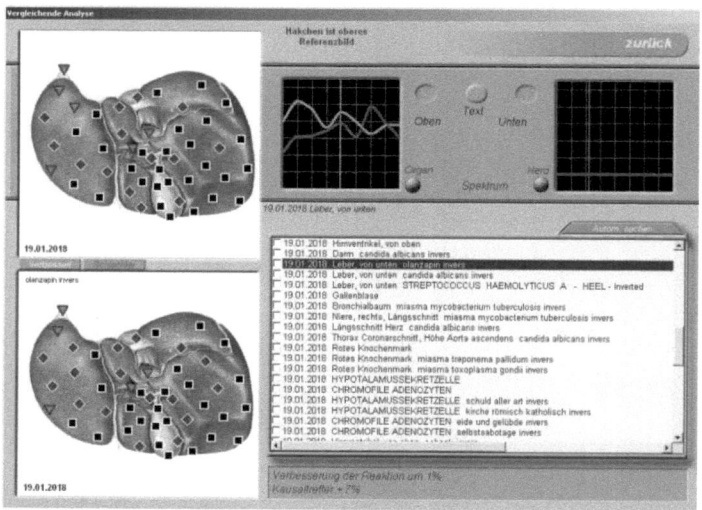

Abb. 45: *Deutliche energetische Störung der Leber, keine Verbesserung des energetischen Befundes durch Invertierung von Olanzapin. Das bedeutet, dass das Psychopharmakon die Leber energetisch nicht beeinflusst.*

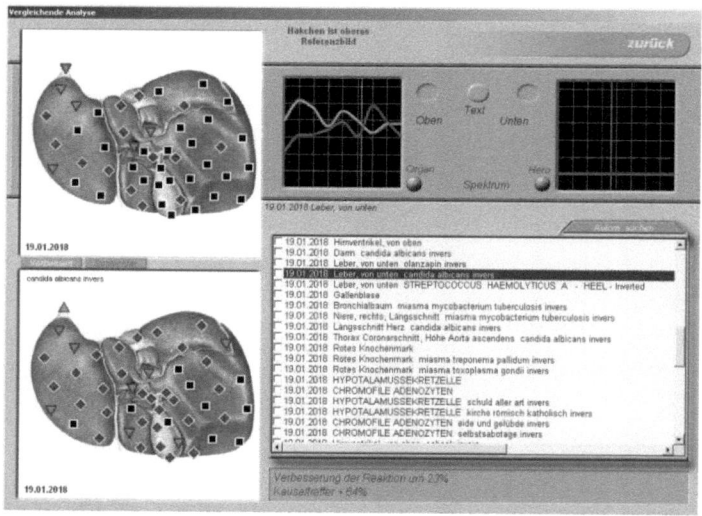

Abb. 46: *Bei Invertierung von Candida albicans kommt es zu einer Verbesserung des energetischen Befundes um 23%. Wird also der Darm saniert, wird sich entsprechend auch die Situation der Leber verbessern. Die mit der Leber verbundenen Symptome wie Müdigkeit, braune Hautflecken, emotionale Ausbrüche (Wut und Zorn) und Schlafstörungen gehen zurück.*

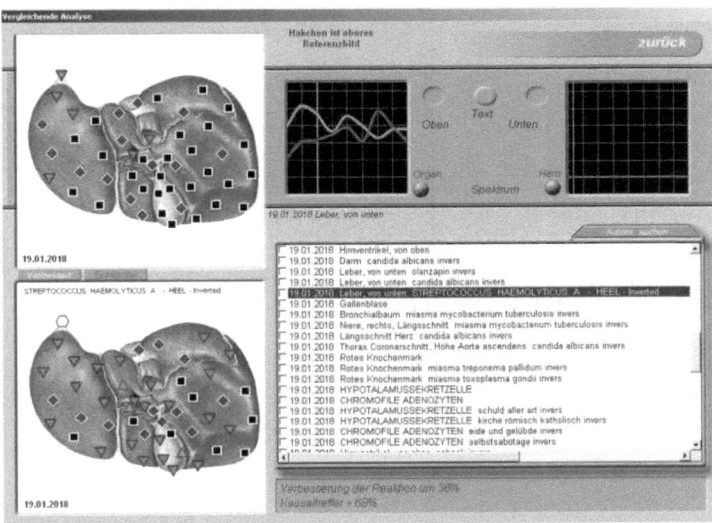

Abb. 47: *Bei Invertierung von Streptococcus haemolyticus kommt es zu einer Verbesserung des energetischen Befundes um 38%.*

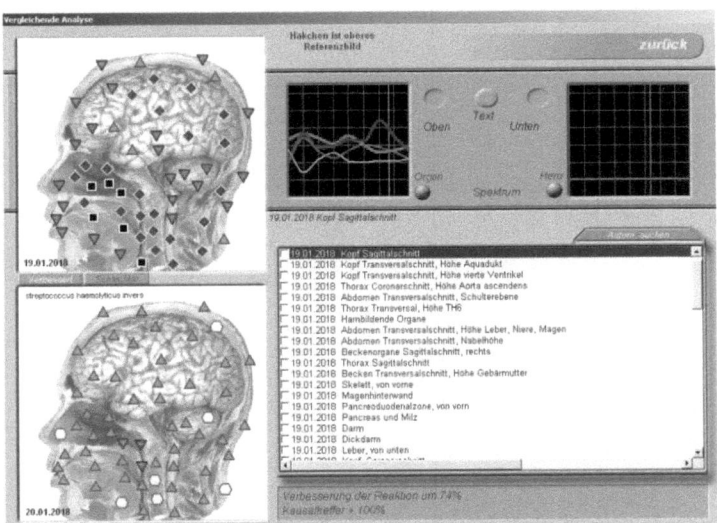

Abb. 48: *Kopf Sagittalschnitt: Es findet sich eine schwere energetische Belastung. Bei Invertierung von Streptococcus haemolyticus kommt es zu einer Verbesserung des energetischen Befundes um 74%. Beeindruckend ist die Verbesserung im Bereich des Gehirns, die aktuell bestehende Müdigkeit verschwindet im weiteren Verlauf.*

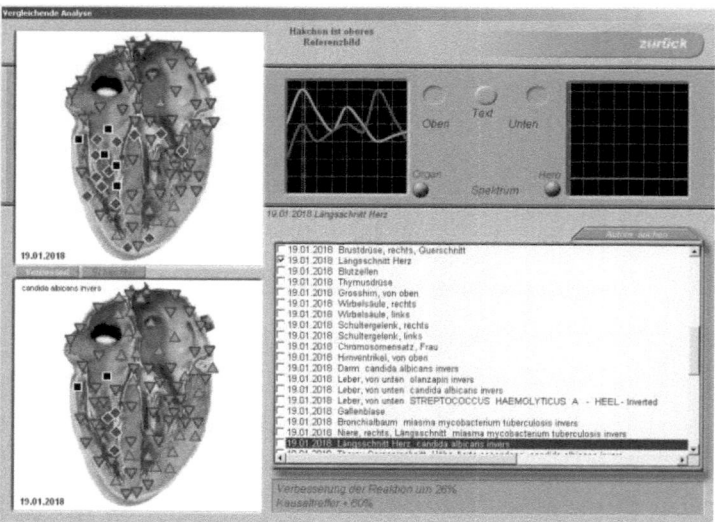

Abb. 49: *Längsschnitt Herz: Es findet sich eine energetische Störung. Bei Inver-tierung von Candida albicans kommt es zu einer Verbesserung des energetischen Befundes um 26%.*

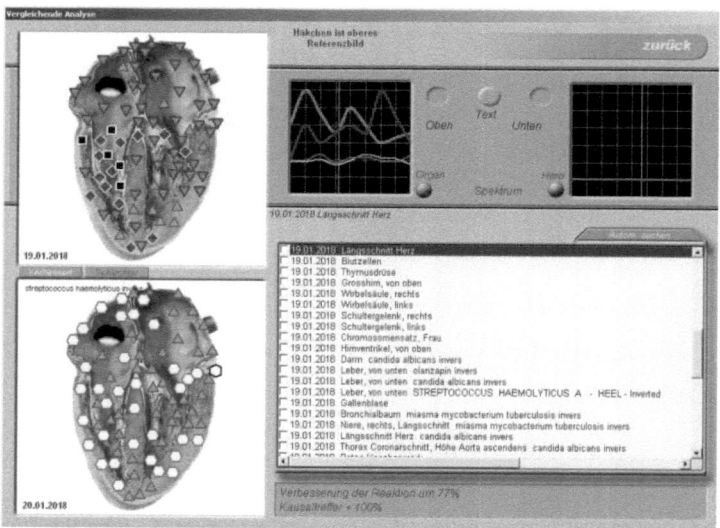

Abb. 50: *Längsschnitt Herz: Bei Invertierung von Streptococcus haemolyticus kommt es zu einer Verbesserung des energetischen Befundes um 77%.*

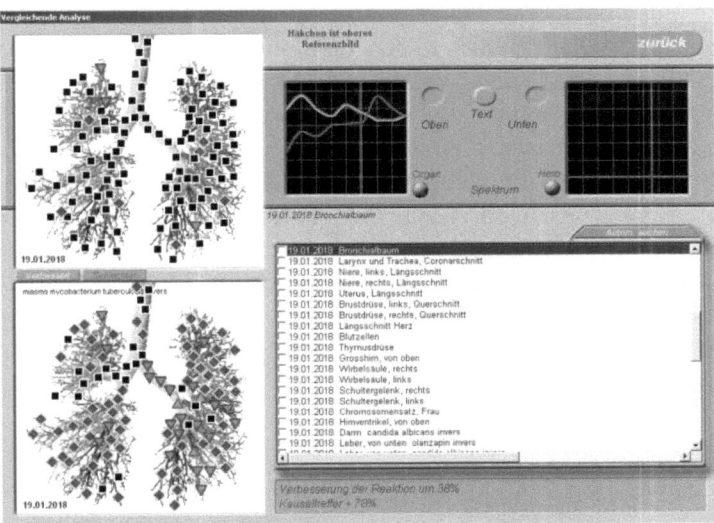

Abb. 51: *Schwere energetische Störung auf den Bronchien, bei Invertierung von Mycobacterium tuberculosis Verbesserung um 38%.*

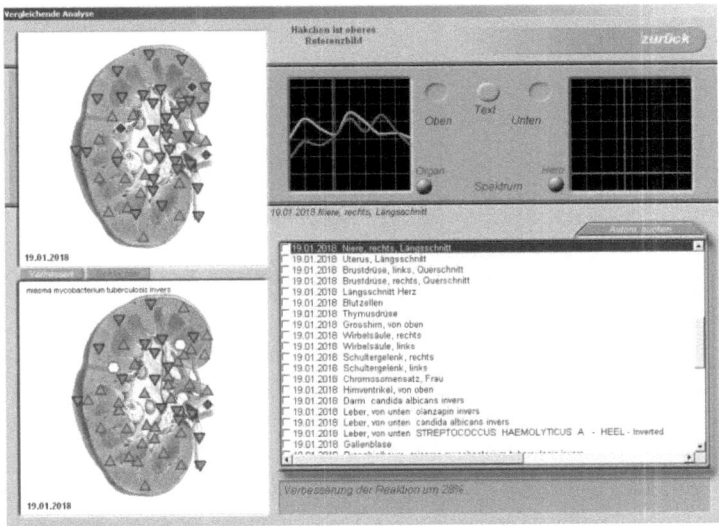

Abb. 52: *Auch die Niere zeigt eine tuberkulöse Belastung, bei Invertierung von Mycobacterium tuberculosis kommt es zu einer Verbesserung des energetischen Befundes um 28%. Wiederum bestätigt sich, dass sich eine tuberkulöse Belastung auf den Bronchien in vielen Fällen dann auch auf den Nieren findet.*

Als ich der Patientin und ihrem Ehemann erläutere, dass Haut, Darm und Lunge eine Einheit in der chinesischen Medizin bilden, repräsentiert durch das Element Metall, und dass Störungen des Darms und/ oder der Lunge typischerweise häufig zu allergisch-entzündlichen Erkrankungen der Haut führen, stößt die Patientin ganz unvermittelt und laut aus: „Da steckt die Trauer drin". Während der Ehemann versucht, seine Frau zu beruhigen, und sich für diese Unterbrechung entschuldigt, bin ich ganz fasziniert: Denn die Trauer gehört tatsächlich als Emotionalität zum Element Metall. Ich frage mich, wie die Patientin, die nach eigener Aussage und nach Aussage ihres Ehemanns nichts von chinesischer Medizin versteht, dies wissen kann. Der Ehemann meint daraufhin, seine Frau habe immer wieder solche Visionen, und manchmal sei auch er ganz verblüfft, was da an „tieferen" Wahrheiten kommt.

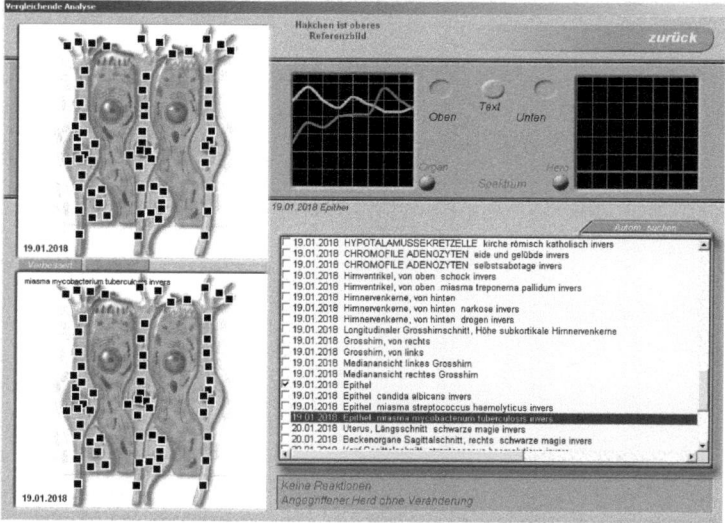

Abb. 53: *Epithel: In der NLS-Analyse deutliche energetische Störung der Haut. Bei Invertierung von Mycobacterium tuberculosis zeigt sich keine Veränderung. Ganz offensichtlich scheint die Bedeutung des Darmes in diesem Zusammenhang stärker zu wiegen: Invertiert man Darmerreger, so verändert sich der energetische Befund der Haut zum Positiven, wie im Folgenden zu sehen ist.*

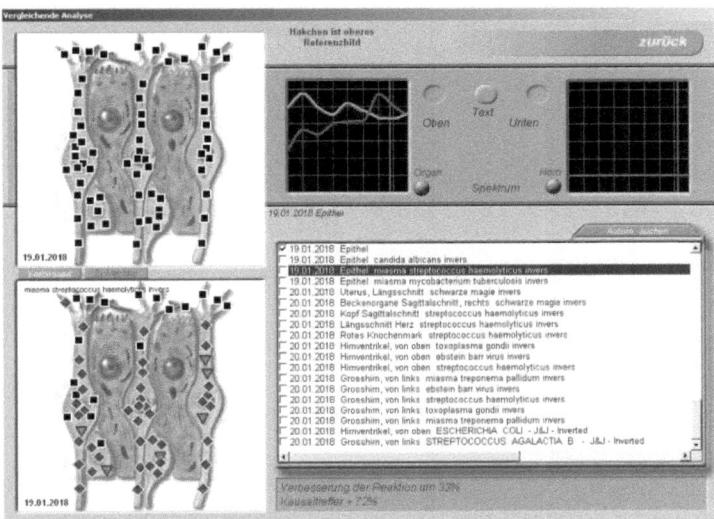

Abb. 54: *Epithel: Bei Invertierung von Streptococcus haemolyticus kommt es zu einer Verbesserung des energetischen Befundes der Haut um 33% bei einer Kausaltrefferquote von nur 72%.*

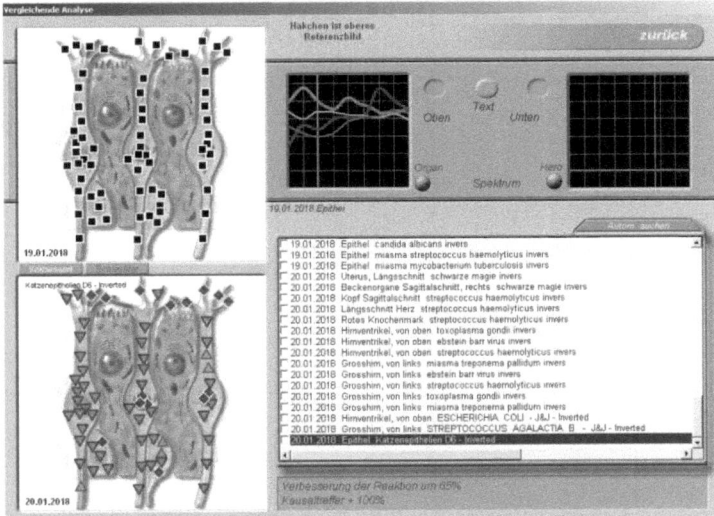

Abb. 55: *Epithel: Bei Invertierung von Katzenepithelien kommt es zu einer Verbesserung des energetischen Befundes um 65% bei einer Kausaltrefferquote von 100%. Die Patientin gibt an, zuhause eine Katze zu haben. Ganz offensichtlich leidet sie unter einer erheblichen Katzenallergie.*

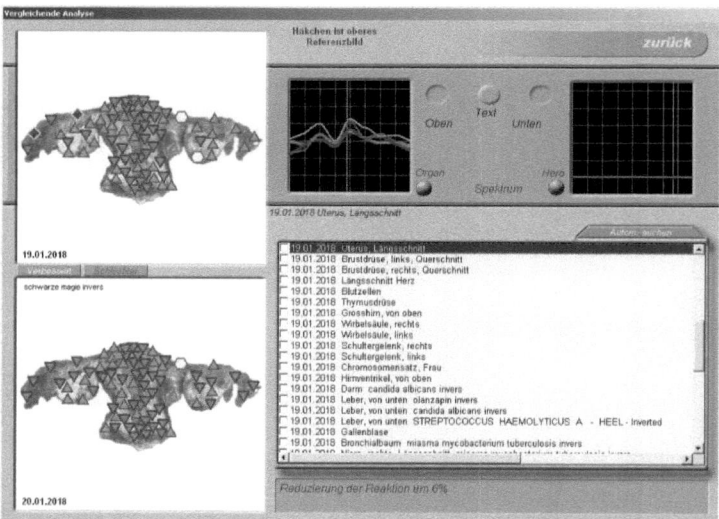

Abb. 56: Auf dem rechten Eierstock findet sich eine energetische Schwäche, die durch die Invertierung von Schwarzer Magie aufgelöst werden kann. Aurachirurgisch geht die Patientin jedoch bei der Prüfung auf Schwarze Magie nicht in Resonanz, was an der aktuellen Olanzapin-Medikation liegen mag.

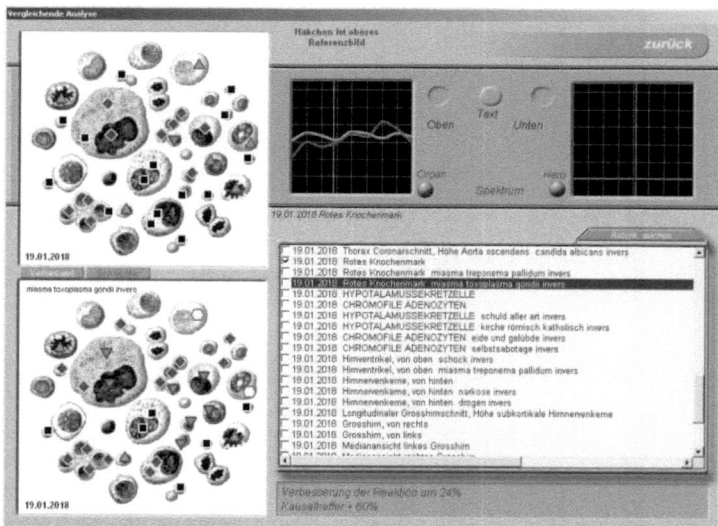

Abb. 57: Rotes Knochenmark: Auf dem roten Knochenmark zeigt sich eine schwere energetische Belastung, die durch Invertierung von Toxoplasma gondii um 24% verbessert werden kann.

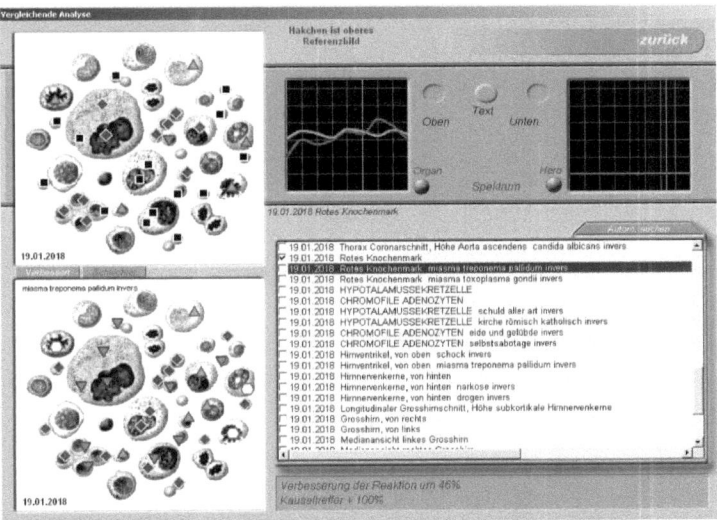

Abb. 58: *Rotes Knochenmark: Durch Invertierung von Miasma Treponema pallidum kommt es zu einer Verbesserung des energetischen Befundes um 49%. Ganz offensichtlich besteht eine schwere Belastung mit der Erbinformation des Erregers des Syphilis. Dabei handelt es sich nicht um eine Infektion, sondern um eine energetische Information, die entweder von Vorfahren vererbt oder aus einer früheren Inkarnation übernommen wurde. Die Patientin gibt an, nicht an einer Syphilis zu leiden. Auch habe sie nie eine Geschlechtskrankheit erlitten. Hinweise auf eine kongenitale (Lues connata) finden sich nicht[9].*

---

[9] Die Treponemen sind etwa ab der 20. Schwangerschaftswoche plazentagängig, können also die natürliche Barriere zwischen mütterlichem und kindlichem Kreislauf überwinden und den Fötus infizieren. Als Folge hiervon kann es entweder zur Fehl- oder Frühgeburt kommen, oder aber das Kind kommt mit einer angeborenen Syphilis, der Lues connata, zur Welt. Wird diese vor dem zweiten Lebensjahr symptomatisch, so spricht man von der Lues connata praecox (vorzeitige angeborene Lues). Kennzeichen sind meist ein makulopapulöses Exanthem (fleckiger; an den Haaransätzen durch kleine Knötchen gekennzeichneter Ausschlag), plattenförmige Hautveränderungen, Schwellung von Leber und Milz (Hepatosplenomegalie) und ein teils blutiger Schnupfen. Bei Symptomen nach dem zweiten Lebensjahr spricht man dagegen von der Lues connata tarda, die mit der klassischen Hutchinson-Trias einhergeht: Hornhautentzündung (Keratitis), Innenohrschwerhörigkeit und tonnenförmige Schneidezähne. Zusätzlich kann eine sog. Sattelnase auftreten.

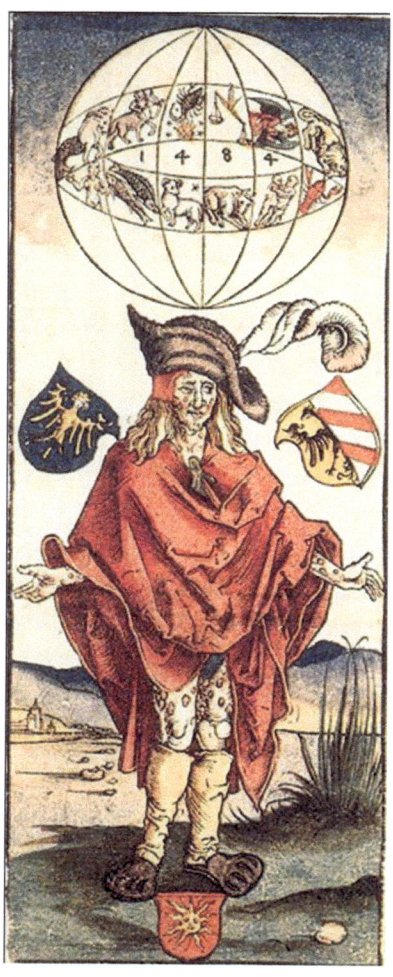

Abb. 59: *Albrecht Dürer: Darstellung eines Syphilitikers (1496). Erkennbar sind die zahlreichen Fibrome, die das gesamte Integument bedecken. In der derma- tologischen Medizingeschichte auch als „Der Venus kleine Teufel" bezeichnet finden sich in der Malerei zahlreiche Darstellungen dieser fibromatösen Haut- veränderungen. Interessanterweise berichtet die Patientin, dass ihr vor vielen Jahren eine Homöopathin schon gesagt habe, dass die Hautveränderungen von einer früheren Syphilis stammten. Insofern zeigen sich weder die Patientin noch der Ehemann bei diesem Befund sonderlich überrascht. Vielmehr sitzt die Patientin etwas versonnen da, schaut dann unvermittelt nach oben und meint laut: „Ich war einmal eine syphilitische Hure". Der Ehemann bestätigt, dass seine Frau diese Vermutung immer schon geäußert habe, dass sie in einem frü- heren Leben als Hure gelebt habe.*

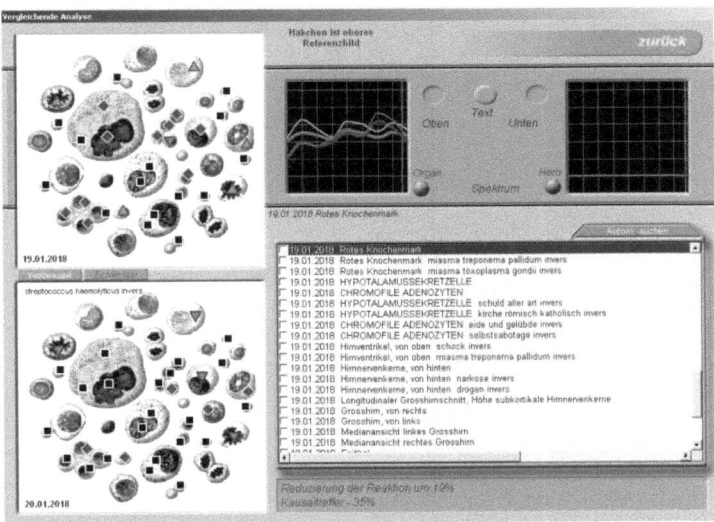

Abb. 60: *Rotes Knochenmark: Durch Invertierung von Streptococcus haemolyticus kommt es zu einer Verbesserung des energetischen Befundes um 19%. Das entspricht der allgemeinen Erfahrung, dass energetischen Belastungen durch Streptokokken auf dem Roten Knochenmark grundsätzlich keine schwerwiegenden Belastungen auslösen.*

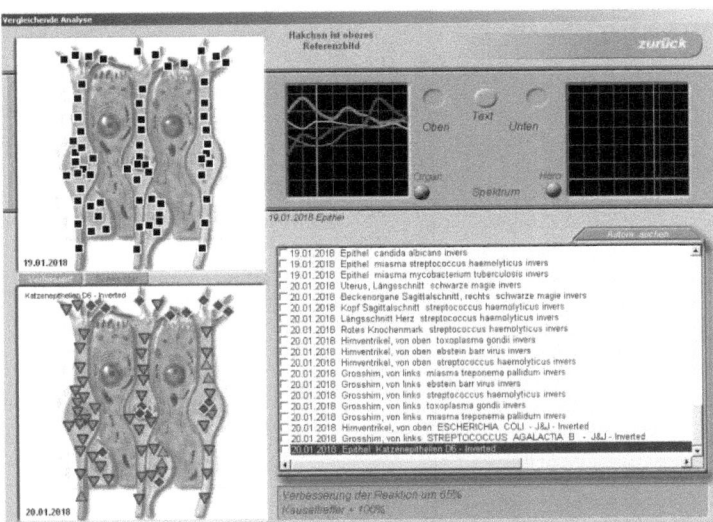

Abb. 61: *Epithel: Bei Invertierung von Treponema pallidum kommt es zu einer Verbesserung des energetischen Befundes um 26%.*

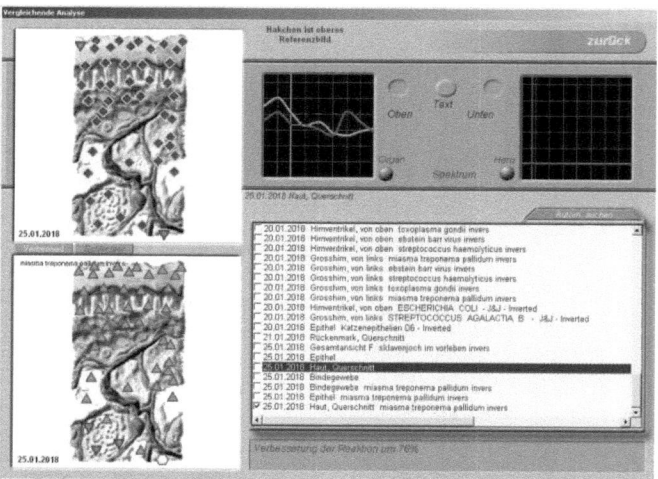

Abb. 62: *Haut Querschnitt: Noch beeindruckender ist der Befund der Haut: Bei Invertierung von Treponema pallidum kommt es zu einer Verbesserung des energetischen Befundes um 76%. Das bedeutet, dass die energetische Belastung des Syphilis Erregers lokoregional am Ort des Geschehens sichtbar gemacht werden kann, die Fibrome stehen somit informatorisch in unmittelbarem Zusammenhang mit der energetischen Belastung durch die Syphilis.*

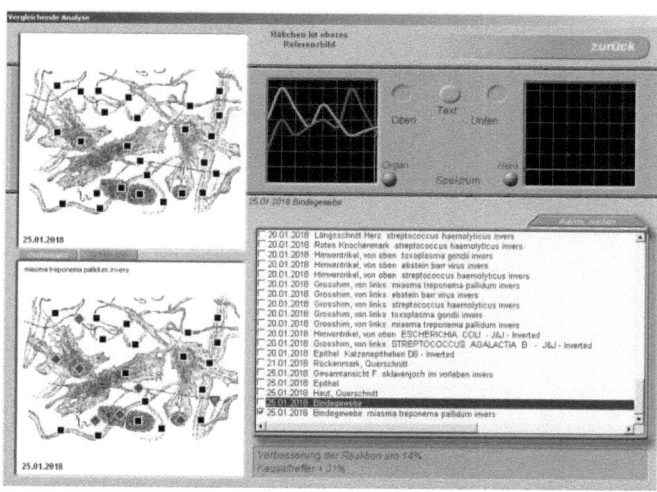

Abb. 63: *Bindegewebe: Auch hier findet sich die Belastung durch das Treponema pallidum zu einem geringen Teil, was ebenfalls mit der Fibrombildung in Zusammenhang steht.*

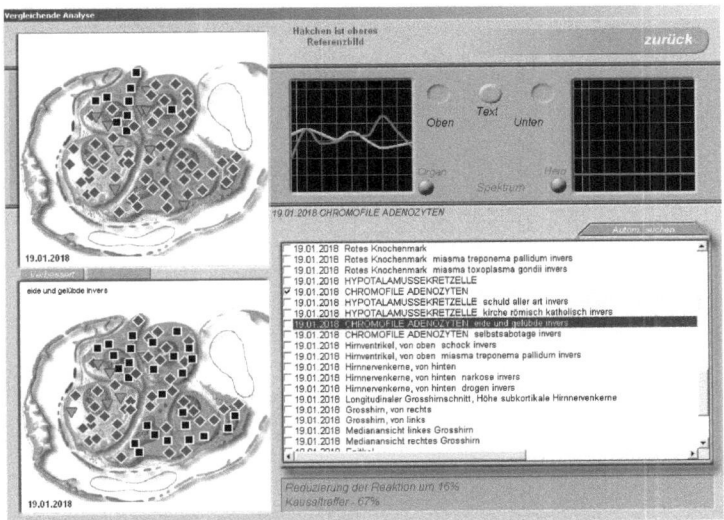

Abb. 64: *Chromophile Adenozyten: Schwere energetische Belastung der chromophilen Adenozyten: Durch Invertierung von Eide und Gelübde kommt es zu einer Verbesserung des energetischen Befundes um nur 19%.*

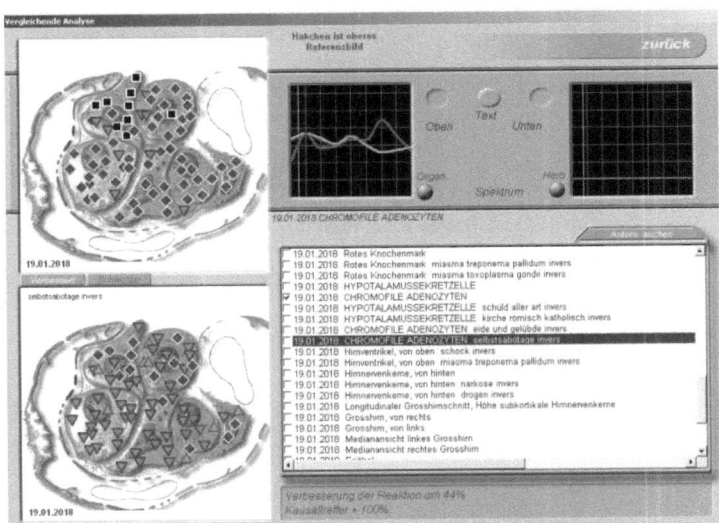

Abb. 65: *Chromophile Adenozyten: Durch Invertierung von Selbstsabotage kommt es zu einer Verbesserung des energetischen Befundes um 44% bei einer Kausaltrefferquote von 100%.*

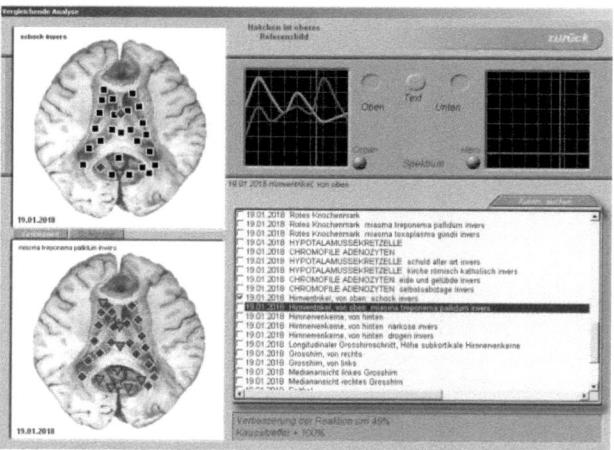

Abb. 66: *Hirnventrikel: Auf den Hirnventrikeln findet sich eine schwere energetische Belastung. Bei Invertierung von Treponema pallidum zeigt sich eine erhebliche Verbesserung des energetischen Befundes um 49%.*

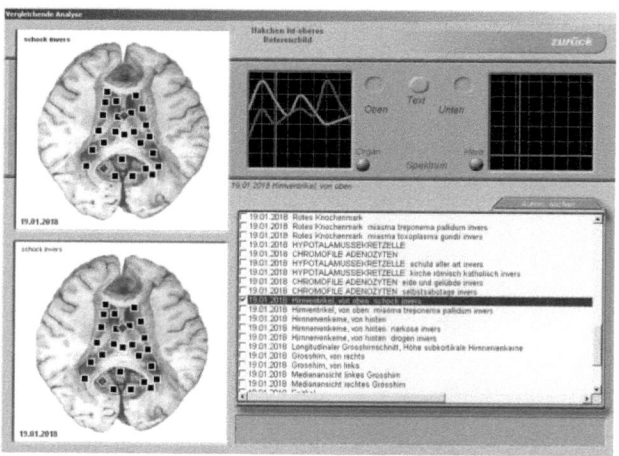

Abb. 67: *In den Hirnventrikeln zeigt sich eine schwere energetische Störung mit ausschließlich schwarzen Markierungen. Nachdem bekannt ist, dass sich hier Schockereignisse besonders gut zeigen, wird auf Schock untersucht. Die Patientin berichtet, dass sie beim Zugunglück am Kitzsteinhorn[10] in der unmittelbar*

---

[10] Bei einem Brand in einem im Tunnel befindlichen Zug der Gletscherbahn Kaprun 2 starben am 11. November 2000 155 Menschen. Es war die größte Katastrophe, die sich in Österreich seit dem Zweiten Weltkrieg ereignet hat.

davor fahrenden Bahn auf den Berg transportiert worden sei und dann an der Bergstation den Rauch aus dem Gebäude habe kommen sehen. Sie habe das ganze Drama und die vielen Toten hautnah miterlebt. Die NLS-Analyse ergibt hier jedoch keine Veränderung des energetischen Befundes bei Invertierung von Schock.

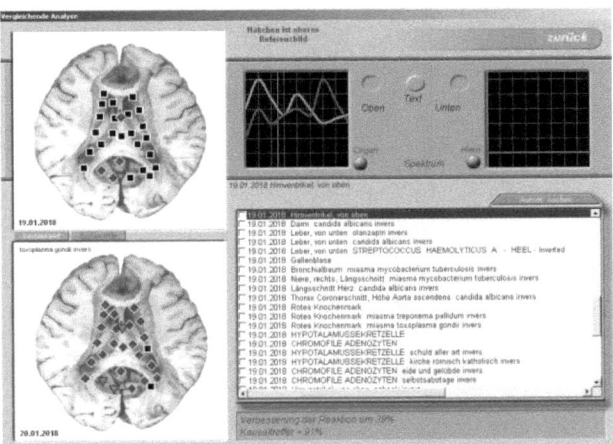

Abb. 68: *Hirnventrikel: Bei Invertierung von Toxoplasma gondii zeigt sich eine Verbesserung des energetischen Befundes um 39%.*

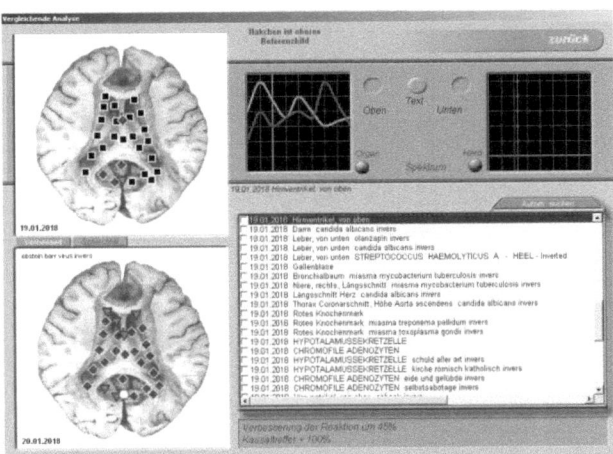

Abb. 69: *Bei Invertierung von Ebstein Barr Virus zeigt sich eine erhebliche Verbesserung des energetischen Befundes um 49%. Ganz offensichtlich belasten gleich mehrere Miasmen verschiedener Erreger den Hirnventrikel.*

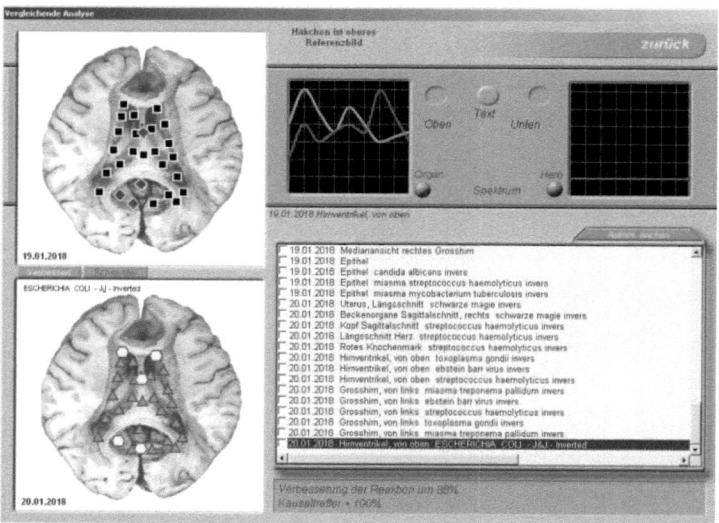

Abb. 70: *Hirnventrikel: Beeindruckend: Bei Invertierung von Escherichia coli zeigt sich eine Verbesserung des energetischen Befundes um 88%.*

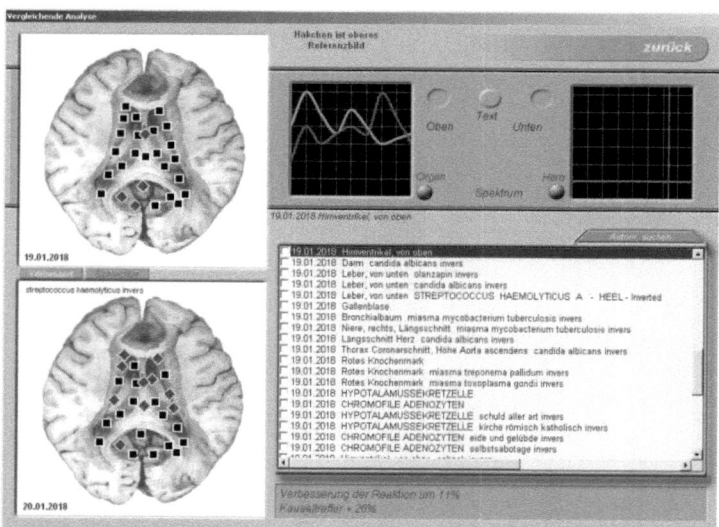

Abb. 71: *Bei Invertierung von Streptococcus haemolyticus zeigt sich kaum eine Verbesserung des energetischen Befundes, lediglich 11%. Das entspricht der Erfahrung, dass Streptokokken typischerweise in den Hirnventrikeln keine starken Belastungen auslösen, auch wenn sie anderweitig gravierend wirken.*

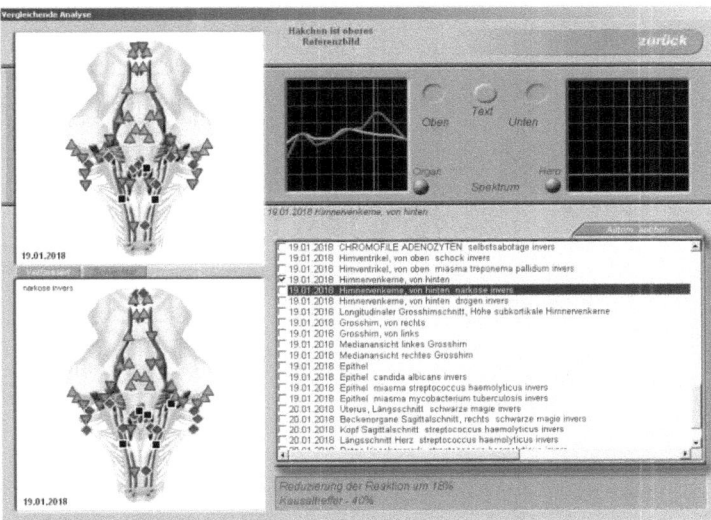

Abb. 72: *Hirnstamm, Hirnnervenkerne, Abgang der Hirnnerven: Bei Invertierung von Narkose zeigt sich eine leichte Verbesserung des energetischen Befundes um 18%.*

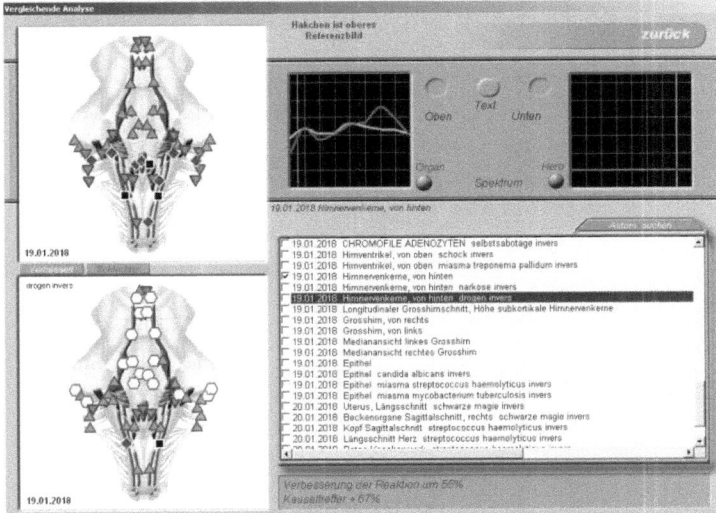

Abb. 73: *Hirnstamm, Hirnnervenkerne, Abgang der Hirnnerven: Bei Invertierung von Drogen zeigt sich eine Verbesserung des energetischen Befundes um 55%. Nach Angaben der Patientin liegt das aber weit zurück, in der Jugendzeit habe sie wohl etwas Marihuana geraucht.*

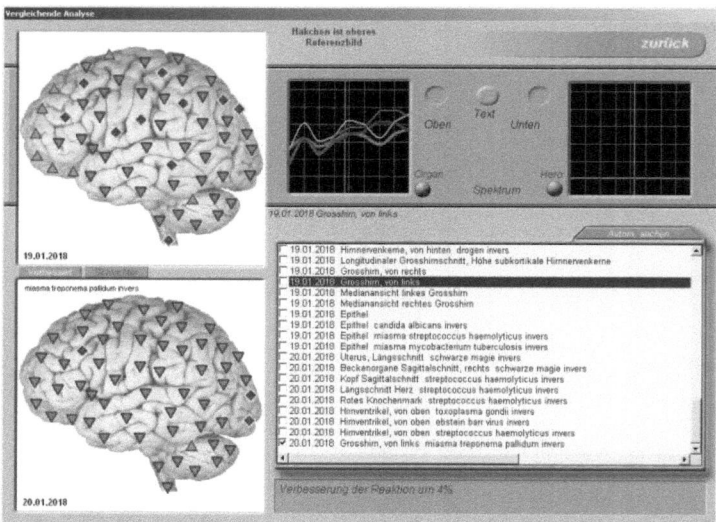

Abb. 74: *Am Großhirn links zeigt sich eine energetische Schwäche, bei Invertierung von Miasma Treponema pallidum zeigt sich eine Verbesserung des energetischen Befundes um lediglich 4%.*

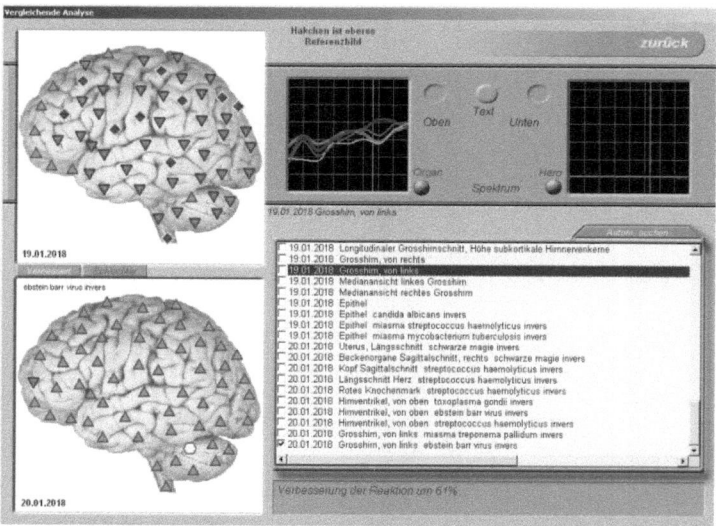

Abb. 75: *Dagegen findet sich eine deutliche Verbesserung des energetischen Befundes um 61% bei Invertierung von Ebstein Barr Virus.*

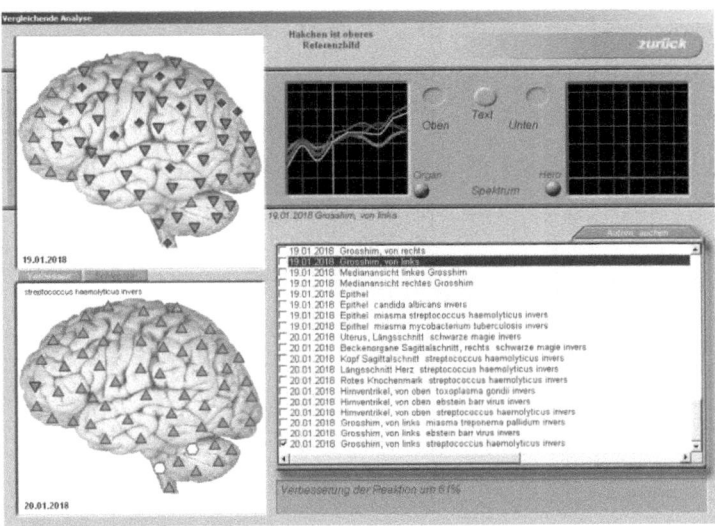

Abb. 76: Bei Invertierung von Streptococcus haemolyticus zeigt sich eine deutliche Verbesserung des energetischen Befundes um 61%.

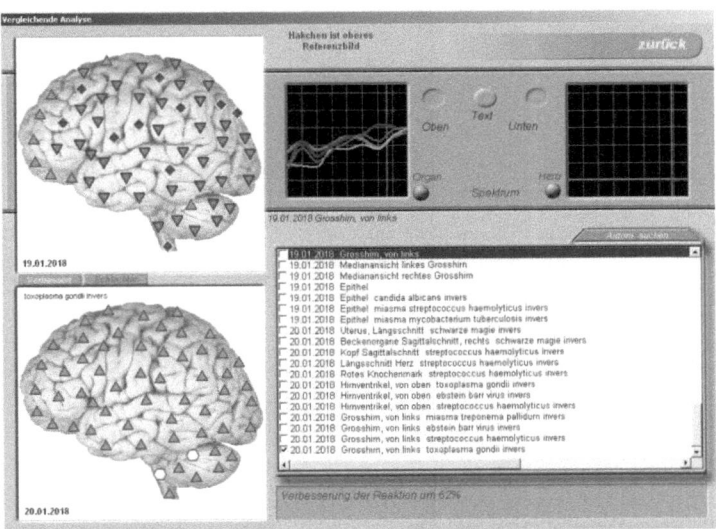

Abb. 77: Bei Invertierung von Toxoplasma gondii zeigt sich eine deutliche Verbesserung des energetischen Befundes um 62%. Die Patientin beschreibt, dass sie in den vergangenen Jahrzehnten immer wieder unter erheblichen Stimmungsproblemen gelitten habe.

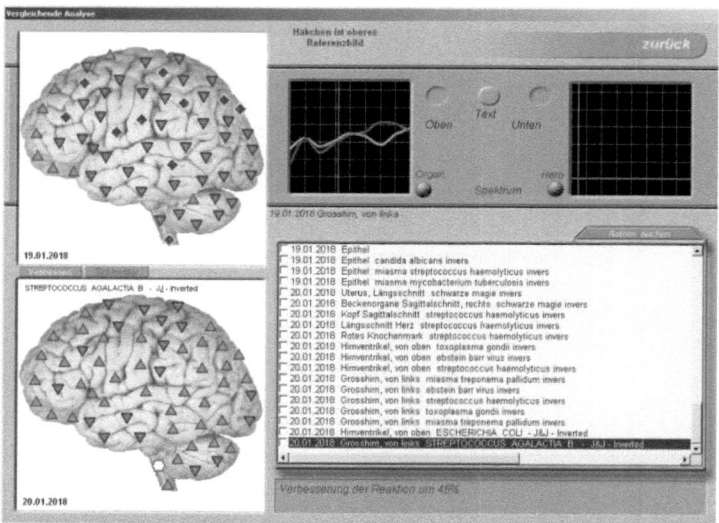

Abb. 78: Auch bei Invertierung von Streptococcus agalactica zeigt sich eine deutliche Verbesserung des energetischen Befundes um 45%.

Bewertung: Ein beeindruckender Fall, der darauf hindeutet, dass die vorliegende Psychose durch eine Akkumulation oder eine Interferenz energetisch-informatorischer Belastungen verschiedener Erreger bedingt sein dürfte. Weitere informatorische Belastungen durch z.B. Drogen kommen hinzu. Dass sich entsprechende Belastungen in der nicht-linearen Systemanalyse nicht nur auf dem Roten Knochenmark, sondern direkt im Gehirn (Hirnventrikel, Hirnnervenkerne) als dem Ort des psychotischen Geschehens finden, ist höchst bemerkenswert. Das IFA Institut für Aurachirurgie AG führt Studien durch, indem alle Patienten mit Depressionen, Manien und schizophrenen Psychosen auf entsprechende Belastungen getestet und im klinischen Verlauf verfolgt werden. Es ist auffallend, dass diese Patienten entsprechende Belastungen in sich tragen, und zwar meistens nicht nur eine, sondern eine ganze Vielzahl von Erregern wie Treponema pallidum, Toxoplasma gondii, Ebstein Barr Virus u.v.m. Von der Toxoplasmose ist auch in der Schulmedizin bekannt, dass sie die Suizidalität von Patienten deutlich erhöht, im Lehrbuch der Aurachirurgie ist die entsprechende Studie aus Dänemark erwähnt. Letztlich würde dies bedeuten, dass die aktuelle Psychosenlehre der Psychiatrie sich auf dem falschen Weg befindet, denn die vermeintlichen Ungleichgewichte in den Transmittermetabolismen, wie sie aktuell als Grundlage von Psychosen gesehen werden, wären nur die Konsequenz einer zugrunde liegenden energetisch-informatorischen Störung, keineswegs aber der Auslöser. Denkt man noch einen Schritt weiter, dann wird klar, dass sämtliche psychopharmakologischen Therapien wie auch Psychotherapien letztlich ohne nachhaltigen Effekt bleiben müssen, da sie das Problem nicht an der Wurzel fassen, sondern stets eine „Ebene zu hoch" ansetzen. Vergleichbar wäre dies mit einem Computer, bei dem das Betriebssystem durch eine Schadsoftware bzw. einen Virus infiziert ist und den Rechner dauernd zu Abstürzen oder rechnerischen Fehlleistungen veranlasst. Nur eine Neuprogrammierung des Betriebssystems oder der Einsatz einer entsprechenden Antivirussoftware würde den Sachverhalt adäquat lösen und das Problem nachhaltig beseitigen. Psychotherapie oder Psychopharmakotherapie wären in diesem Kontext vergleichbar mit neuen Versionen einer Anwendungssoftware (z.B. Word oder Excel, mit neuen Funktionalitäten und mehr bunten Bildschirmmasken), die man auf das bestehende schadhafte Betriebssystem aufspielt, in der Hoffnung, dadurch das Problem zu lösen. Allerdings wird dies keine nachhaltige Lösung bringen, denn es gilt, das Betriebssystem anzugehen, nicht die auf dem Betriebssystem aufsetzenden Anwendungsprogramme. Die Lösung psychiatrischer Therapien liegt somit nicht auf physiko-chemischer, sondern auf energetisch-informatorischer Ebene. Ein weiterer höchst beeindruckender Befund ist die Haut: Hier zeigt sich sowohl im Bindegewebe als auch im Hautquerschnitt die energetische Belastung durch Treponema pallidum, so dass die Fibrombildungen in unmittelbarem Zusammenhang mit der informatorischen Beeinflussung durch den Erreger der Syphilis in Zusammenhang gebracht werden können. Quasi der informatorische Beweis für die These, das Fibrome und Fibromatosen durch die energetische Belastung von Treponema pallidum verursacht werden.

Interessant ist auch die feinstoffliche Belastung am Hirnstamm durch die Narkose: Nach aurachirurgischen Erfahrungen zeigen sich solche energetischen Belastungen in der NLS-Analyse teilweise noch Jahrzehnte nach entsprechenden Operationen in Vollnarkose. Die energetische Ausleitungsbehandlung erfolgt hier durch das Einrühren der invertierten Information in Wasser.

Würgeanfälle

Anamnese: Die 51-jährige Patientin kommt in die Praxis und gibt an, seit dem 18. Lebensjahr unter massiven Kopfschmerzen zu leiden. Der Schmerz wechsle die Seite, derzeit sei er aber fast ausschließlich auf der rechten Seite vorhanden. Es vergehe kein Tag ohne Schmerzen. Sie könne gar nicht mehr essen, habe sich nur noch auf Haferflocken, etwas Marmelade, Obst und Gemüse reduziert, seit Jahren ernähre sie sich vegetarisch. Sobald sie schwerere Kost zu sich nehme, bekäme sie derartige Bauchkrämpfe, dass sie vor Schmerz schier aufschreien müsse und massiv zu würgen beginne. Es komme aber nur selten Darminhalt, meistens nur viel Luft. Diese Anfälle würden unter Umständen Minuten anhalten, bevor sie sich dann allmählich wieder beruhige. Mit 14 Jahren habe sie ein rheumatisches Fieber gehabt nach einer Angina tonsillaris, die Gelenke und das Herz seien damals ebenfalls betroffen gewesen. Daraufhin habe sie 10 Jahre lang eine Antibiotikatherapie erhalten.

Sie stamme aus einer Familie von Alkoholikern, ihre Großmutter habe während der Schwangerschaft der Mutter der Patientin in den Bauch getreten, damit sie das Kind verliere. Die Patientin berichtet bei sich von eruptiven Wut- und Zornesanfällen, die völlig unvermittelt aufträten, und wo sie gar nicht wisse, woher das komme. Das sei inzwischen so ausgeprägt, dass keiner mehr mit ihr Kontakt haben wolle. Sie sei bei vielen Therapeuten gewesen, keiner habe ihr wirklich helfen können. Ein Arzt habe festgestellt, dass ihr Halswirbel verschoben sei, der wurde dann behandelt, das habe etwa einen Tag geholfen.

Sie sei sehr gottesgläubig und würde versuchen, sich mit den höheren Mächten gut zu stellen und eine enge Verbindung zu halten, wenn sie das nicht hätte, hätte sie sich schon längst das Leben genommen.

Aurachirurgie: Die Patientin ist völlig verzweifelt, wirkt stark mitgenommen, weinerlich und ausgemergelt. Es findet sich eine erhebliche Schmerzhaftigkeit entlang des Gallenblasenmeridians sowie an den Leber- und Gallenblasendruckpunkten. Beim Druck auf Le3 oder Gb31 schreit die Patientin geradezu laut auf.

In der aurachirurgischen Exploration findet sich eine schwere Schwarze Magie in allen Ebenen. Die Patientin beschreibt das Gefühl der inneren Blockade, sie habe darüber hinaus große Probleme in der Abgrenzung zu Mitmenschen: Wenn sie an der Kasse im Supermarkt stehe, kämen ihr die Leute körperlich viel zu nahe, was sie dann mit einem emotionalen Ausbruch beantworte, weshalb man sie schon allgemein für verrückt erklärt habe. Spezifisch befragt, beschreibt die Patientin eine seit vielen Jahren bestehende starke Lichtempfindlichkeit. Dieser Umstand passt in das Element Holz in der TCM, in dem Leber, Gallenblase, Auge und die Emotion Wut und Zorn eine Einheit bilden.

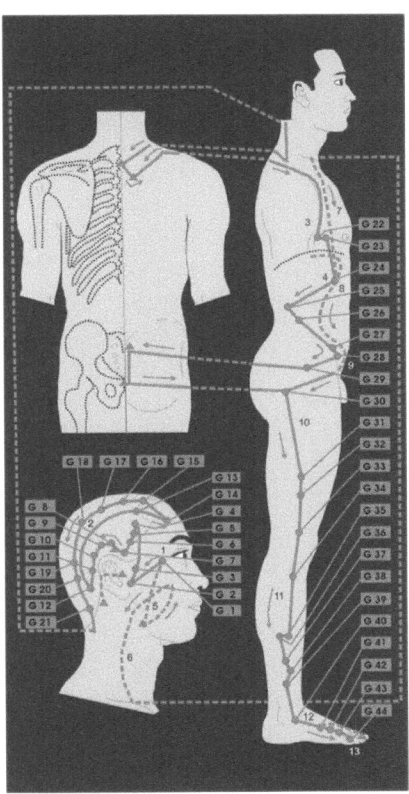

Abb. 79: *Die Schmerzen finden sich entlang der gesamten Laufstrecke des Gallenblasenmeridians: Seitlich am Kopf an den Schläfen und über den Ohren, nach hinten ziehend im Bereich von Gb20 an der hinteren Schädelbasis, dann Gb21 auf dem höchsten Punkt des M. trapezius, Gb24 am vorderen mittleren Rippenbogen, dann am Gb25 auf der Rückseite (was die Patientin ausdrücklich betont, dass der Schmerz sogar in den Rücken hinein ziehe, wobei sie exakt auf den Punkt Gb25 zeigt), dann weiter auf der Seite nach unten zu Gb31 in der Mitte zwischen Hüfte und Knie und schließlich Gb39 eine Handbreit über dem Außenknöchel. All diese Punkte sind höchst druckempfindlich. Auf die Frage, ob sich die Patientin in der Vergangenheit schon einmal habe akupunktieren lassen, meint sie, das hätte die Sache nur noch schlimmer gemacht: Sobald sie sich akupunktieren lasse, bekäme sie noch viel mehr Schmerzen.*

Die Patientin beschreibt des Weiteren eine schwere emotionale Belastung mit dem Gefühl, dass ihr etwas Schönes nicht zustehe und dass das nicht lange anhalte. Das sage ihr eine innere Stimme, wenn etwas gerade erfreulich oder angenehm sei. Ihr Selbstbewusstsein sei längst zerstört. Vorhanden sei bei ihr

auch ein undulierender Verlauf in der beruflichen Tätigkeit mit mehreren exis-
tentiell bedrohlichen Einbrüchen während der vergangenen Jahrzehnte. Eine Zeit
lang gehe es aufwärts, dann komme es immer wieder ganz unvermittelt und
brutal zu einem Einbruch, der sie schier verzweifeln lasse und wo sie mehr oder
weniger ihre existentielle Grundlage verliert.

Die Patientin geht bei der Prüfung auf Schwarze Magie im Bauchraum in Resonanz und berichtet von postoperativen Komplikationen: So erlitt sie vor fünf
Jahren nach einer Knieoperation wegen eines Skiunfalls postoperativ eine TIA
(transitorisch ischämische Attacke, akute Durchblutungsstörung des Gehirns
bzw. Minimalvariante eines Schlaganfalls), die jedoch in der Bildgebung durch
Kernspintomographie nicht nachgewiesen werden konnte. Sie sei für einen Tag
verwirrt gewesen, habe nicht recht sprechen können und auch der Arm sei
schwach gewesen. Das habe sich jedoch nach kurzer Zeit wieder zurückgebildet.
Bei einer Kontrolluntersuchung im MRT vor zwei Jahren habe man eine
Vernarbung im Gehirn als Rest dieser damaligen Durchblutungsstörung finden
können. Während der aurachirurgischen Bauchoperation im Rahmen der
Befreiung vom Muster der Schwarzen Magie fängt die Patientin massiv zu
würgen an, es gehen bei jedem Druck von außen in den Bauch erhebliche Luft-
mengen ab, die Patientin muss sich die Hand vor den Mund halten, schreit vor
Schmerz, ist schwer erschüttert und meint, so gehe es ihr andauernd. Die
Schmerzen im Bauch sind so massiv, dass sich die Patientin fast nicht auf dem
Stuhl halten kann. Ganz objektiv handelt es sich nicht um eine Simulation.

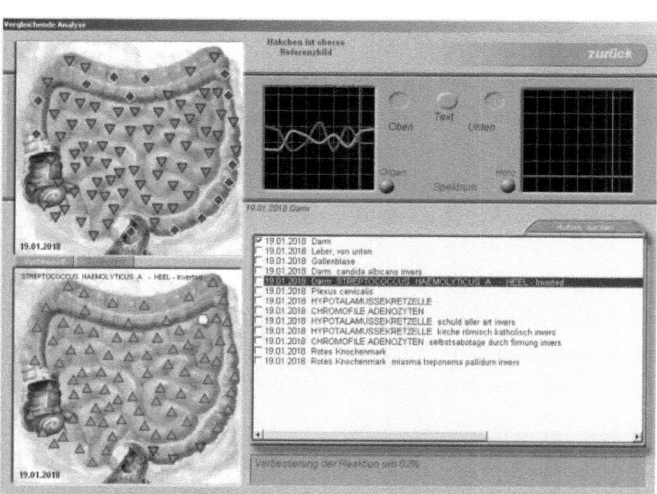

*Abb. 80: Deutliche energetische Störung im Darm, bei Invertierung von Strepto-
coccus haemolyticus Verbesserung des Befundes um 62%.*

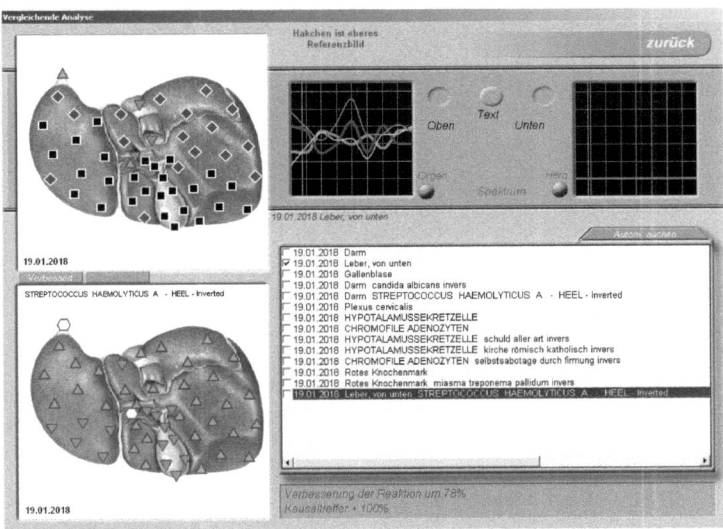

Abb. 81: *Schwere energetische Störung der Leber, bei Invertierung von Strepto-coccus haemolyticus Verbesserung des Befundes um 78%. Passend zu diesem Befund berichtet die Patienten über rezidivierende Mandelentzündungen.*

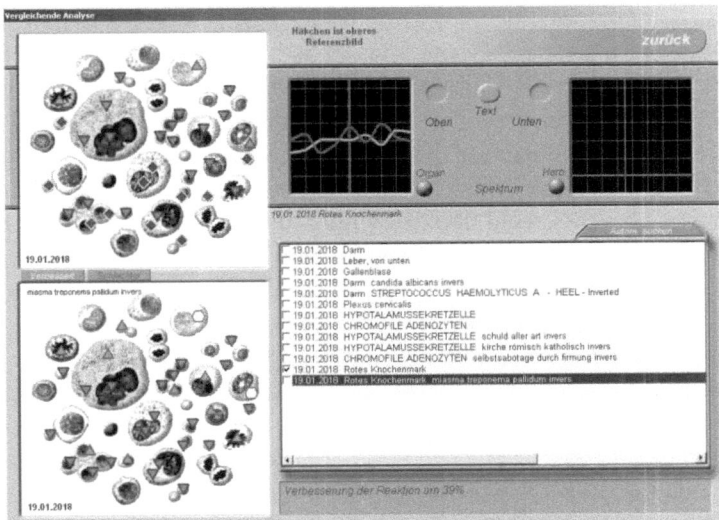

Abb. 82: *Schwere energetische Störung des Roten Knochenmarks, bei Inver-tierung von Miasma Treponema pallidum Verbesserung des Befundes um 39%. Das deutet auf einen bestehenden Selbstzerstörungsmechanismus hin, der in der Patientin läuft und entsprechend in der Folge homöopathisch ausgeleitet wird.*

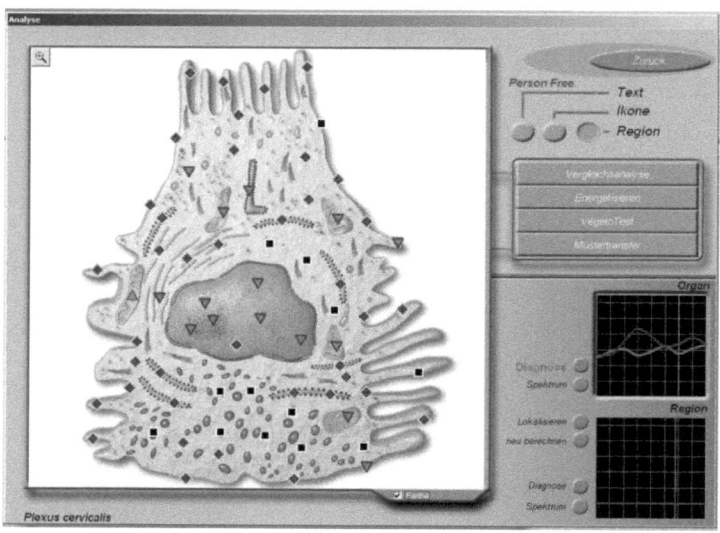

Abb. 83: Am Plexus cervicalis zeigt sich eine schwere energetische Störung, die die bestehende vegetative Belastung der Patientin anzeigt. Gerade bei Migräne-patientin zum Zeitpunkt des Anfalls kommt es regelhaft zu einer energetischen Belastung dieses Organsystems, verbunden mit den vegetativen Symptomen der Übelkeit, Erbrechen, Sehstörungen, Hörstörungen, Schmerzen.

Bewertung: Ein beeindruckender Fall, der alles in allem ein völlig schlüssiges Gesamtbild ergibt. Die Patientin ist keineswegs eine Verrückte, wie sie von ihren Mitmenschen allgemein gesehen wird, sondern präsentiert schlicht das erschütternde Ergebnis ihrer 10 Jahre langen Antibiotikatherapie, in deren Rahmen sie sich offensichtlich das Mikrobiom des Darms vollständig zerstört hat. Der Schmerz beschränkt sich dabei nicht auf den Kopf, sondern erstreckt über die Körperseite bis in die Füße. An dieser Stelle muss man konstatieren: Ohne das Wissen um die Zusammenhänge der chinesischen Medizin und die Meridian-verläufe würde der Sachverhalt an sich nicht erkannt werden, denn ein solches Verteilungsmuster von neuronalen Strukturen oder damit verbundener Schmerzen existiert in der westlichen Schulmedizin nicht. Die Patientin läuft damit immer Gefahr, als Simulantin gebrandmarkt zu werden, wie ihr das auch schon viele Male passiert ist. Auslöser der energetischen Schwäche ist der Strepto-coccus haemolyticus, der seinerzeit nicht nur der Auslöser des rheumatischen Fiebers war, sondern als energetisch-informatorische Belastung offensichtlich nach wie vor die Darm- und Leberfunktion reduziert. Ebenfalls aus der TCM bekannt ist, dass das Element Holz mit Leber und Gallenblase als Emotion Wut und Zorn repräsentiert, was von der Patientin eindrücklich beschrieben wird.

Auch die große Lichtempfindlichkeit ist ein weiteres Phänomen der energetischen Störung des Elements Metall, denn das zu diesem Element gehörige Sinnesorgan ist das Auge. Die von der Patientin geschilderten postoperativen Komplikationen gehen als typische Nebenwirkungen in der Schwarzen Magie auf, die die Patientin deutlich präsentiert.

Die Schilderung der Patientin, ihre Beschwerden wären einen Tag lang besser gewesen, nachdem ihr ein Arzt den Atlaswirbel eingerenkt habe, ist in zweierlei Weise bemerkenswert: Zum einen, als der Arzt vermutlich schlicht eine Fehldiagnose stellte, als er meinte, der Atlaswirbel sei schmerzhaft und müsse deshalb aus seiner Fehlstellung reponiert werden. In Wirklichkeit handelte es sich bei der schmerzhaften Stelle wohl eher um den Akupunkturpunkt Gb20, der im Rahmen von Migräneattacken typischerweise schmerzhaft ist und eben genau unter der Schädelbasis bilateral liegt, auf der gleichen Höhe wie der Atlaswirbel. Zum anderen: Der Schmerz war wohl einen Tag lang weniger stark, weil der Arzt im Rahmen der vermeintlichen manuellen Reposition des Atlaswirbel unbewusst den Gb20-Akupunkturpunkt massierte und auf diese Weise zu einer Linderung des Migräneschmerzes beitrug.

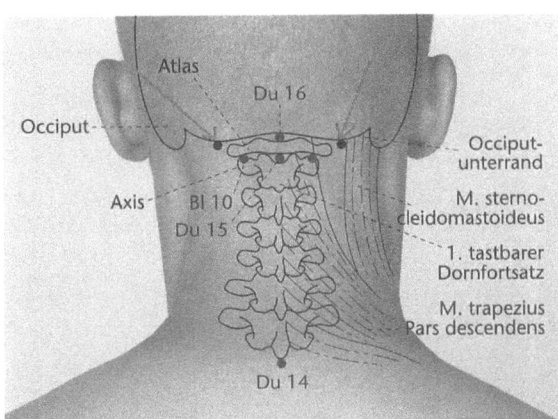

Abb. 84: *Man erkennt die unmittelbare Nähe zwischen dem ersten Halswirbel (Atlaswirbel) und den rot markierten Akupunkturpunkten Gb20. Durch Massage, Akupressur oder Akupunktur von Gb20 verringert sich typischerweise der Migränekopfschmerz für eine gewisse Zeit.*

Nach homöopathischer Ausleitung von Informationen für Streptococcus haemolyticus und die Treponema pallidum sowie nach einer professionellen Darmsanierung geht es der Patientin deutlich besser, die Kopfschmerzen werden allmählich weniger und auch geringer in ihrer Ausprägung.

Schulschwäche

Anamnese: Die 16-jährige dunkelhäutige Patientin kommt in die Praxis in Begleitung ihrer Mutter. In Deutschland aufgewachsen und dort zu Schule gehend stammt ihr leiblicher Vater aus Ghambia, wo sie sich vor drei Jahren zu einem Besuch aufhielt. Die Patientin sei nach eigener Aussage so geschwächt und wesensverändert, dass sie die Schule hat abbrechen müssen. Sie könne im Unterricht nicht mehr teilnehmen, bekomme keine vollständigen Sätze mehr zustande, daraufhin habe ihr die Schulleitung nahegelegt, ein Jahr zu pausieren, um sich behandeln zu lassen. Sie habe sich in psychologische Behandlung begeben, aber das brächte auch nicht viel. Sie sei ziemlich ratlos hinsichtlich ihrer Zukunft.

Aurachirurgie: Ghambia liegt in Westafrika, einem bekannten Zentrum für Schwarze Magie und Voodoo[11] Kulte. Bei der Prüfung auf Schwarze Magie zeigt sich ein beeindruckender Befund: Sobald sich der Arzt mit der Hand mit der zur Prüfung der Schwarzen Magie typischen Fingerstellung dem Kopf der Patientin auf nur einen halben Meter nähert, beschreibt die Patientin, dass sie dies bereits als unangenehmen Druck am Hals spürt. Die Schwarze Magie findet sich ausschließlich am Hals und wird entsprechend regelkonform aufgelöst. Selbst als der Aurachirurg zuvor das karmische Muster des Stricks in der Aura prüft und damit sich mit seiner Hand dem Hals der Patientin nähert, gibt die Patientin bereits an, geht die Patientin in Resonanz. Allerdings handelt es sich nicht um einen Strick in der Aura bzw. um das karmische Muster der Erhängens, sondern es verbirgt sich dahinter die massive Schwarze Magie im Halsbereich. Entsprechend geht die Patientin nach aurachirurgischen Entfernung des Stricks in der Aura auch weiterhin in Resonanz, sobald sich der Aurachirurg erneut mit der Hand dem Hals der Patientin nähert. Erst die Auflösung der Schwarzen Magie bringt die Lösung, die Resonanz verschwindet.

Bewertung: Es ist beeindruckend, wie sehr die Last der Schwarzen Magie auf dem Mädchen lastet und es letztlich von allen sozialen Aktivitäten incl. Schulbesuch ausschließt. Während bei „herkömmlichen" Belastungen durch das karmische Muster der Schwarzen Magie der Arzt die Hand mit der zur Prüfung der Schwarzen Magie typischen Fingerstellung relativ nah an den Hals der Patienten bringen muss, um eine Resonanz auszulösen, geschieht im vorliegenden Fall die Resonanz bereits auf eine Distanz von einem halben Meter. Selbst als die

---

[11] Voodoo ist eine ursprünglich westafrikanische Religion. Das Wort „Voodoo" leitet sich aus einem Wort der westafrikanischen Fon für Geist ab und existierte möglicherweise schon vor mehreren tausend Jahren. Es wird oft stellvertretend für verschiedene afro-amerikanische Religionen benutzt.

Prüfung auf einen virtuellen Strick im Rahmen des karmischen Musters des Erhängens durchgeführt wird, gibt die Patientin eine Resonanz an, was sich aber nachträglich nicht als Strick in der Aura erweist, sondern bereits als das Schloss am Hals im Rahmen der Schwarzen Magie. Das Schloss am Hals hat die Aufgabe, die Verfluchung mit Schwarzer Magie zu kaschieren, so dass der bzw. die Betreffende nichts davon bemerkt und somit der Fluch mit Schwarzer Magie nicht bewusst wird. Die Menschen sollen nicht realisieren, dass an ihnen eine Manipulation vorgenommen wurde. Vielfach haben die Patienten zwar eine Ahnung, dass etwas nicht stimmt, können es aber nicht identifizieren oder gar benennen. Patienten beschreiben, dass sie etwas sagen wollen, aber es aus irgendeinem Grund nicht sagen können, dass sie nichts „herausbringen". Sie müssten immer alles „herunterschlucken". Psychische Konflikte bleiben unausgesprochen, was dann sich dann häufig im Sinne einer psychosomatischen Erkrankung somatisch äußert. Vielfach gäbe es Probleme mit dem Lebenspartner oder den Arbeitskollegen, weil diese einen als verschlossen und schwer zugänglich empfänden. Die Beschreibungen durch die Patienten ähneln sich dabei in verblüffender Weise. Stottern oder Stammeln sind weitere typische Symptome, ebenso Autismus. Das Nicht-Sprechen muss differentialdiagnostisch gegen ein Schweigegelübde abgegrenzt werden, was nichts mit Schwarzer Magie zu tun hat, sondern im Rahmen von karmischen Belastungen mit Eiden und Gelübden sich durch eine dunkle Verfärbung der chromophilen Adenozyten in der NLS-Analyse darstellt. Patienten berichten, dass sie nach einer zunächst fröhlichen Kindheit in der Pubertät dann eine eigentümliche Veränderung erlebt hätten, wo sie dann schweigsam und verschlossen wurden.

Im vorliegenden Fall wird die Situation im Lauf der folgenden Wochen besser, die Patientin kann wieder sprechen, hat keine Sprechblockaden mehr und fühlt sich bei weitem nicht mehr so belastet wie früher. Zusätzlich zu den Schwächungen durch das karmische Muster der Schwarzen Magie kommen noch erhebliche Darmprobleme, die in der Folge ebenfalls behandelt werden. Die Patientin plant, zum nächsten Schuljahr wieder regulär in den Schulbetrieb einzusteigen, mit dem Ziel, das Abitur zu machen.

Bauchschmerzen

Anamnese: Der 17-jährige Patient kommt in die Behandlung wegen seines seit Jahren bestehenden Morbus Crohn[12]. Seit 3 Jahren erhalte er alle 14 Tage eine Humira[13] Spitze. In der Vergangenheit gab es bereits Therapieversuche mit Salofalc[14], Cortison, MTX[15], Remicade[16] mit Entwicklung einer heftigen Allergie, allesamt aber ohne nachhaltigen Effekt Immer wieder käme es zu Fistelbildungen, v.a. im Dammbereich, wo dann Kot austrete.

Aurachirurgie: In der aurachirurgischen Exploration zeigt sich eine diskrete Resonanz bei der Prüfung auf das karmische Muster der Pfählung im Vorleben. Entsprechend wird eine aurachirurgische Auflösungsbehandlung durchgeführt.

---

[12] Der Morbus Crohn ist eine chronisch-entzündliche Erkrankung des Gastrointestinaltraktes, der bevorzugt Ileum und Colon befällt, seltener Ösophagus und Mund. Charakterisierend für Morbus Crohn ist der diskontinuierliche, transmurale und segmentale Befall (sog. "skip lesions") der Darmschleimhaut. Die Inzidenz des Morbus Crohn liegt bei etwa 2 bis 3 auf 100.000 Einwohner; die Prävalenz beträgt etwa 250 bis 500 auf 100.000. Die Zahl der Erkrankungen hat in den letzten Jahren deutlich zugenommen. Dabei tritt die Erkrankung geschlechtsunspezifisch auf; häufig erkranken junge Erwachsene zwischen dem 15. und 35. Lebensjahr. Die Entstehung des Morbus Crohn ist bis heute (2014) nicht eindeutig verstanden; eine Reihe von Entstehungsmechanismen werden in der Fachliteratur angenommen und untersucht. Generell lässt sich eine familiäre Häufung beobachten, sodass eine erbliche Disposition anzunehmen ist. Immer wieder wird daneben eine autoimmunologische Ätiologie diskutiert. Bei einigen Patienten lassen sich Antikörper gegen die RNA bestimmter Zellen des Colons nachweisen. Auch das gute Ansprechen von Corticoiden und Besserung unter Nahrungskarenz (Vermeidung von Nahrungsallergenen ?) sprechen für einen immunologischen Prozess. Ernährungsgewohnheiten (beispielsweise Süßigkeiten), Zigarettenrauch und orale Kontrazeptiva (Anti-Baby-Pille) scheinen das Erkrankungsrisiko zu erhöhen. Für das immer wieder vermutete infektiöse Geschehen durch einen Befall mit Rotaviren, Mykobakterien oder Pseudomonasstämmen sind bis jetzt keine ausreichenden Anhaltspunkte gefunden worden. Auch psychosomatische Faktoren werden immer wieder diskutiert; man hat versucht, Zusammenhänge zu psychischen Erkrankungen (beispielsweise Depressionen) herzustellen.

[13] Adalimumab ist ein therapeutischer humaner monoklonaler Antikörper gegen den Tumornekrosefaktor-α und wird daher auch als TNF-Blocker bezeichnet. Adalimumab wird zur Behandlung von rheumatoider Arthritis, Psoriasis-Arthritis, Spondylitis ankylosans, Uveitis und der chronisch entzündlichen Darmerkrankungen Morbus Crohn und Colitis ulcerosa eingesetzt. Es gilt mit knapp 1.000 Euro pro Dosis als eines der teuersten Medikamente auf dem deutschen Markt.

[14] Mesalazin (INN), auch 5-Aminosalicylsäure (5-ASA), ist ein Amin-Derivat der Salicylsäure und wird als entzündungshemmender Arzneistoff in der Behandlung chronisch entzündlicher Darmerkrankungen (Morbus Crohn, Colitis ulcerosa) angewendet.

[15] Methotrexat ist ein Arzneistoff aus der Klasse der Folsäure-Antagonisten, der zu den Zytostatika zählt.

[16] Infliximab ist ein chimärer monoklonaler Antikörper. Infliximab ist gegen den Tumor-Nekrose-Faktor α (TNFα) gerichtet und wird daher auch als TNF-Blocker bezeichnet. TNFα ist bei Erkrankungen des rheumatoiden Formenkreises von zentraler Bedeutung, er beeinflusst eine Vielzahl von Signalsystemen des Immunsystems.

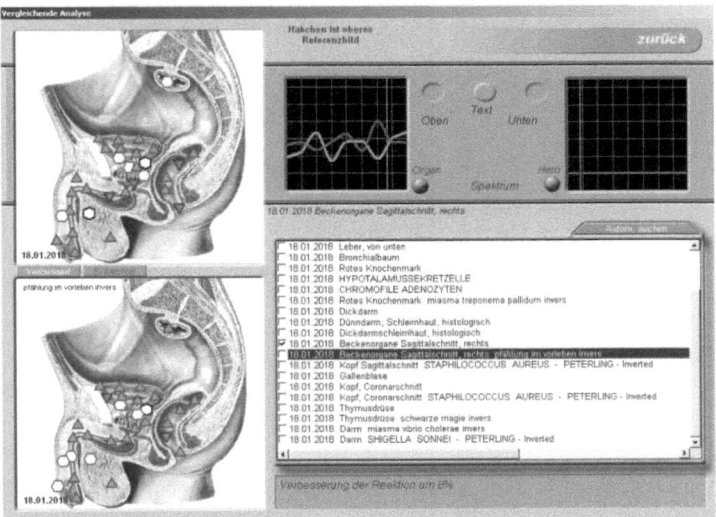

Abb. 85: *Beckenorgane Sagittalschnitt: Hier zeigt sich eine nur diskrete Verbesserung um 8% bei Invertierung des karmischen Musters der Pfählung im Vorleben, somit ist dieses karmische Muster wohl nicht als kausal anzusehen.*

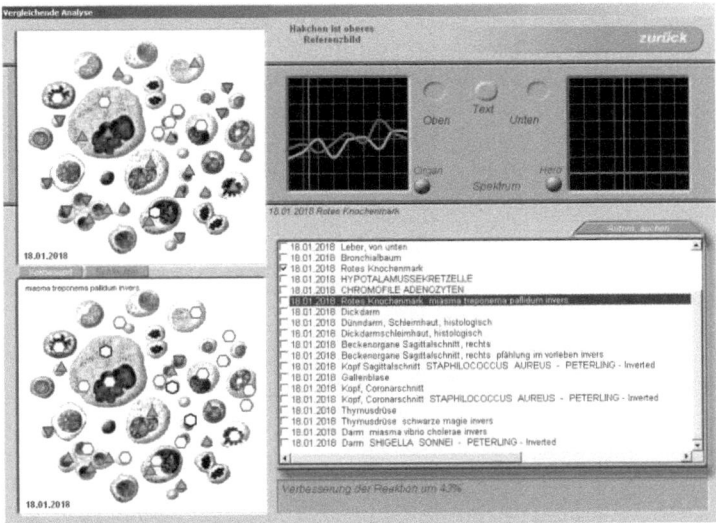

Abb. 86: *Rotes Knochenmark: Verbesserung des energetischen Befunds um 43% bei Invertierung von Miasma Treponema pallidum. Ganz offensichtlich besteht eine erhebliche Belastung im Sinne eines Selbstzerstörungsmechanismus.*

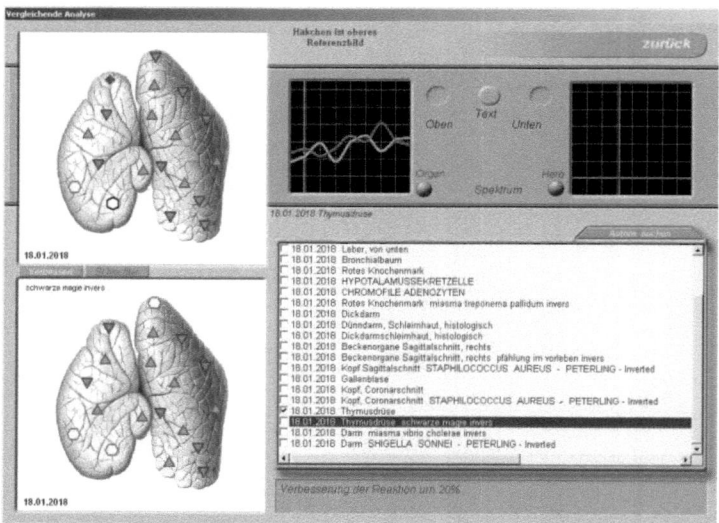

Abb. 87: Thymusdrüse: Energetische Belastung durch die Schwarze Magie. Bei Invertierung kommt es zu einer Verbesserung des energetischen Befundes um 20%. Eine entsprechende Resonanz in der Prüfung beim Patienten kann nicht gefunden werden.

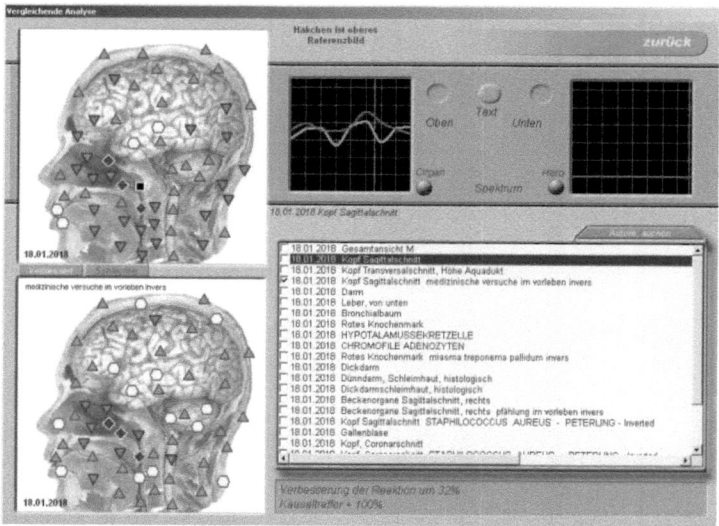

Abb. 88: Kopf Sagittalschnitt: Verbesserung des energetischen Befundes um 32% bei Invertierung von Medizinischen Versuchen im Vorleben. Eine entsprechende Resonanz in der Prüfung beim Patienten kann nicht gefunden werden.

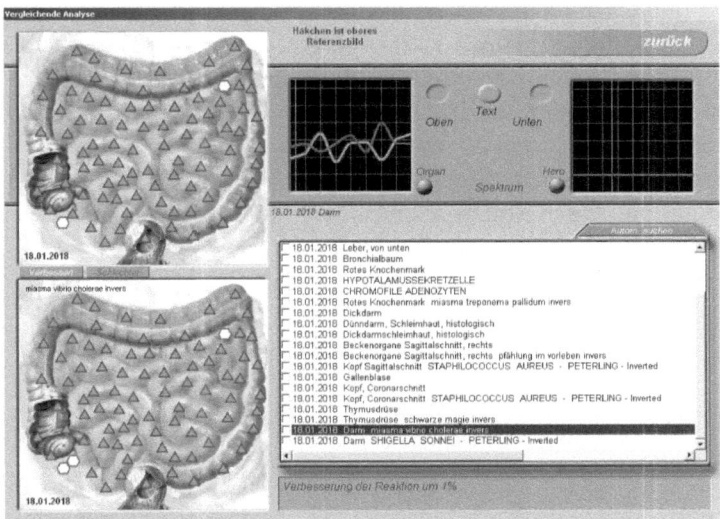

Abb. 89: *Die Prüfung auf das Miasma von Vibrio cholerae ergibt einen unauffälligen Befund, der ohnehin energetisch als gut einzuschätzende Darm verändert sich durch Invertierung um nur 1%.*

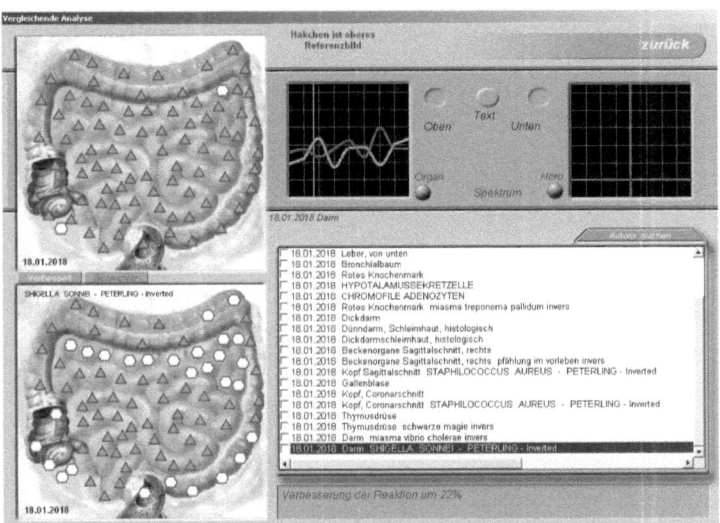

Abb. 90: *Bei Invertierung von Shigella Sonnei kommt es in des zu einer Verbesserung des energetischen Befundes um 22%. Tatsächlich berichtet der Patient von einer Fischvergiftung, die er vor einigen Jahren erlitten habe.*

Bewertung: Ganz offensichtlich bestehen miasmatische Belastungen im Darm. Im Rahmen weiterer NLS-Analysen wird auf etwaige energetische Belastungen durch Rotaviren, Mykobakterien oder Pseudomonas geprüft, was allerdings einen unauffälligen Befund ergibt. Letztlich bleibt die energetische Belastung durch die Shigellen, was auch anamnestisch in Form einer Fischvergiftung seine Bestätigung findet. Die Behandlung besteht in der homöopathischen Ausleitung der bakteriellen Belastung durch Shigellen, aber auch von Treponema pallidum, das das Rote Knochenmark belastet.

Druck auf dem Kopf

Anamnese: Patientin, 67 Jahre alt, kommt in die Praxis wegen eines seit Jahrzehnten bestehenden Druckgefühls auf dem Kopf. Sie sei keine Kopfschmerzpatientin, vielmehr habe sie das Gefühl, dass ihr immer etwas auf dem Kopf liegt. Man habe schon alle möglichen Untersuchungen durchgeführt, CCT, MRT, EEG, aber alles sei unauffällig gewesen.

Aurachirurgie: Die Patientin beschreibt das Druckgefühl auf dem Scheitel in der Größe einer kleinen Kappe, so ähnlich wie eine Kippa der Juden. Sie selbst sei jedoch nicht jüdischen Glaubens, sondern katholisch getauft. Beim Eintritt in die Aura des entsprechenden Areals über dem Scheitel mit der Hand durch den Arzt gibt die Patientin an, dass sie diesen Vorgang deutlich spüren könne. Beim weiteren Gespräch ergibt sich eher zufällig die Erwähnung eines Traumes, den die Patientin immer wieder durchlebt, und von dem sie überzeugt sei, dass sie dies in einem früheren Leben auch tatsächlich erlitten habe: Sie sei verbrannt. Immer wieder träume sie von Verbrennungsszenen, wo aus ihr der Rauch heraustrete. Der Arzt fragt, wie ihr Verhältnis zu den USA sei und ob sie sich vorstellen könne, dass sie irgendwann einmal auf dem elektrischen Stuhl hingerichtet wurde. Die Patientin berichtet daraufhin über ihr sehr schwieriges Verhältnis zu den USA, dass sie England liebe, aber Amerika sei ihr immer zuwider gewesen. Bei der kinesiologischen Prüfung auf das karmische Muster des elektrischen Stuhls zeigt sich eine deutliche Resonanz, die Patientin fällt fast um. Alsdann setzt sich die Patient auf einen Stuhl und der Aurachirurg entfernt die Kopfplatte, die Fesseln an Armen und Beinen sowie den Thorax- und den Bauchgurt. Unmittelbar spürt die Patientin dies als deutliche Erleichterung, insbesondere der Druck auf dem Kopf ist verschwunden.

Bewertung: Bei der Nachprüfung einige Wochen nach der Behandlung gibt die Patientin an, dass der Druck auf dem Kopf auch weiterhin nicht mehr vorhanden sei. Letztlich lag somit die Kontaktplatte des elektrischen Stuhls noch auf dem Kopf der Patientin als energetische Belastung in der Aura.

Kopfschmerzen

Anamnese: 55-jähriger Patient, selbst Arzt, kommt in die Behandlung wegen seiner Kopfschmerzen, die seit einigen Monaten erst bestehen. Früher habe er nie unter Kopfschmerzen gelitten. Der Schmerz sitze im Hinterkopfbereich, bisweilen aber auch in der Schläfe. Keine Übelkeit, kein Erbrechen, keine für ein Migräneleiden typischen Aurasymptome.

Aurachirurgie: In der aurachirurgischen Exploration findet sich ein typischer Gallenblasenkopfschmerz mit Druckschmerzhaftigkeit der Akupunkturpunkte im Bereich von Gallenblase 20 und 21.

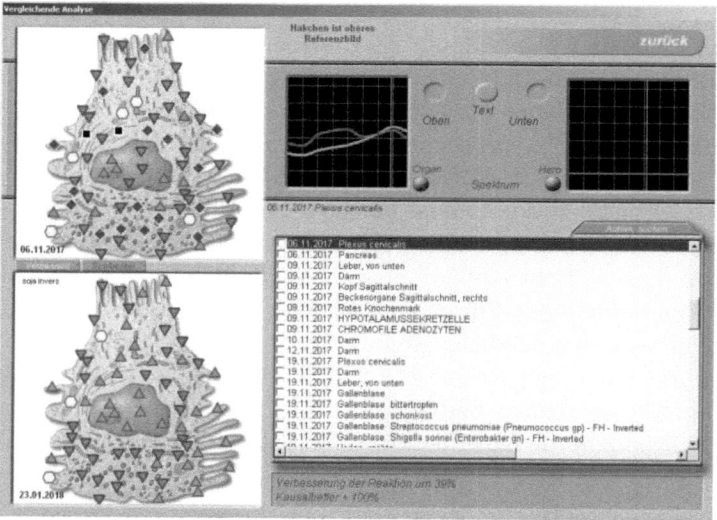

Abb. 91: Am Plexus cervicalis zeigt sich eine schwere energetische Störung, die die bestehende vegetative Belastung des Patienten anzeigt. Gerade bei Migräne-patientin zum Zeitpunkt des Anfalls kommt es regelhaft zu einer energetischen Belastung dieses Organsystems, verbunden mit den vegetativen Symptomen der Übelkeit, Erbrechen, Sehstörungen, Hörstörungen, Schmerzen. Obwohl der Patient keine typischen Aurasymptome beschreibt, zeigt sich dennoch die eindrucksvolle energetische Belastung am Plexus cervicalis.

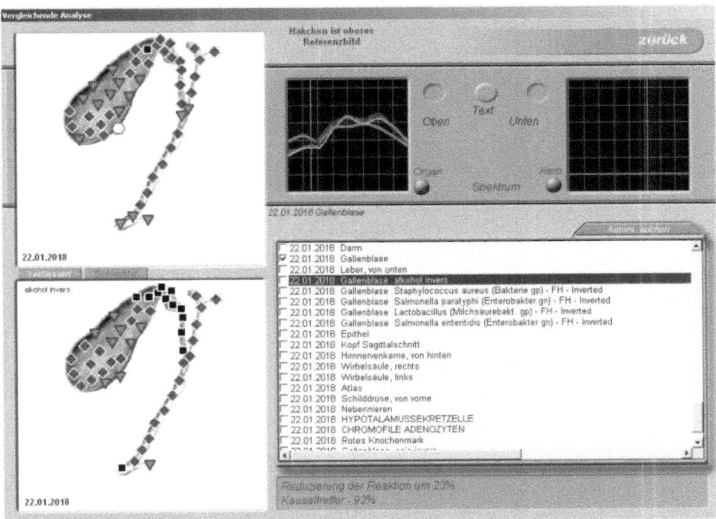

Abb. 92: *Gallenblase: Deutliche energetische Störung auf der Gallenblase und am Ductus cysticus, Ductus hepaticus und Ductus choledochus. Bei Invertierung von Alkohol kommt es zu einer Verbesserung des energetischen Befundes um 23%.*

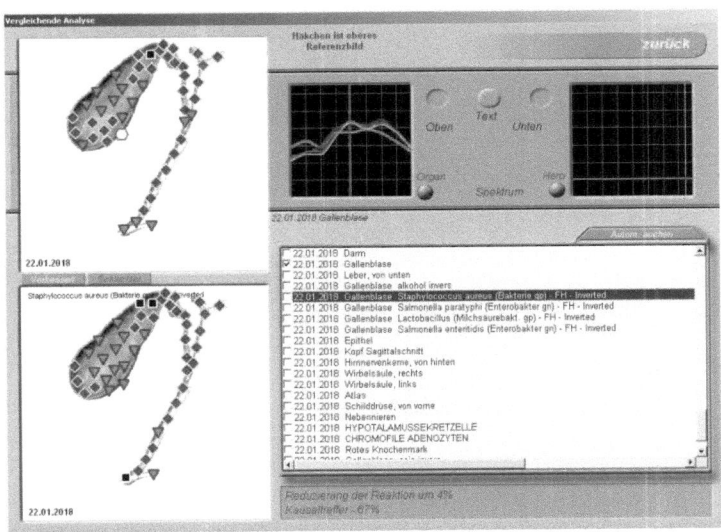

Abb. 93: *Gallenblase: Bei Invertierung von Staphylococcus aureus kommt es zu einer Verbesserung des energetischen Befundes um nur 4%.*

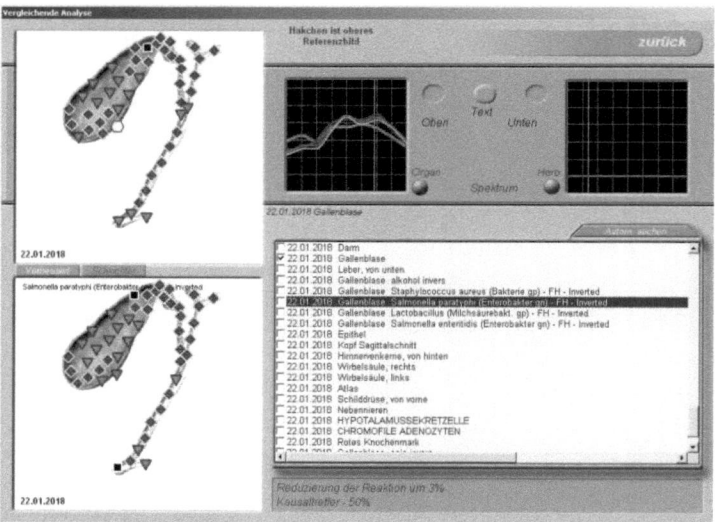

Abb. 94: *Gallenblase: Bei Invertierung von Salmonella paratyphi kommt es zu einer Verbesserung des energetischen Befundes um nur 3%.*

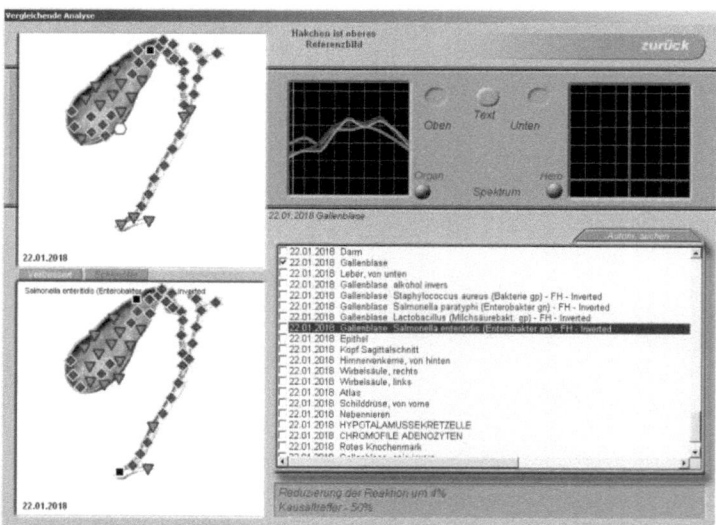

Abb. 95: *Gallenblase: Bei Invertierung von Salmonella enteritidis kommt es zu einer Verbesserung des energetischen Befundes um nur 4%.*

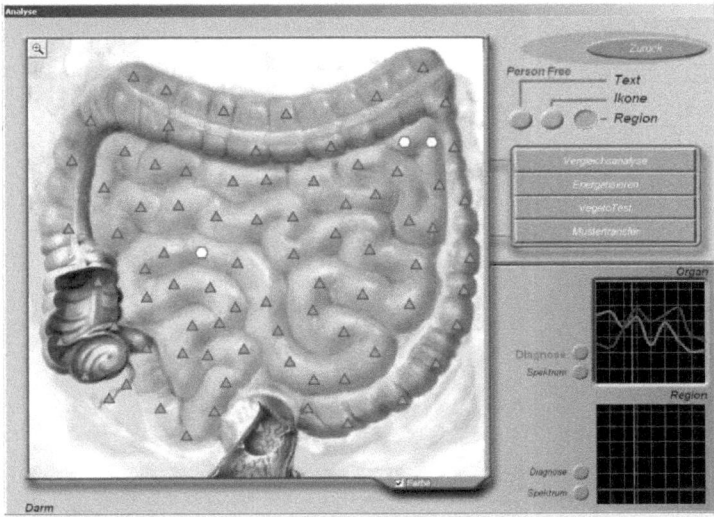

Abb. 96: *Der Darm zeigt einen unauffälligen Befund.*

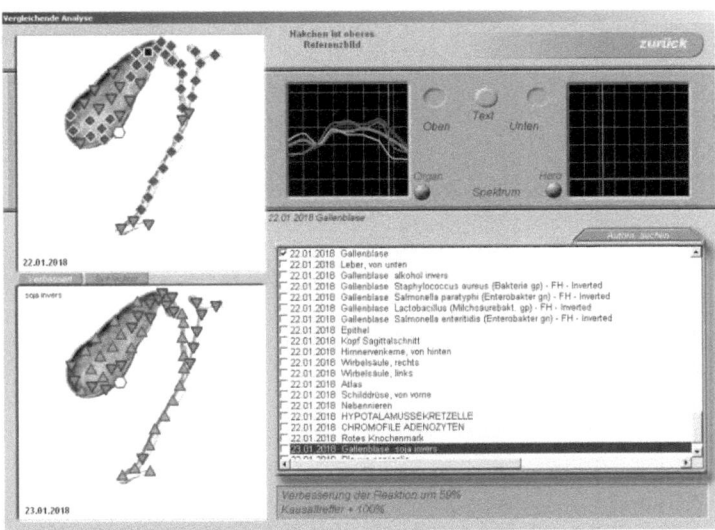

Abb. 97: *Gallenblase: Bei Invertierung von Soja kommt es zu einer Verbesserung des energetischen Befundes um 59%.*

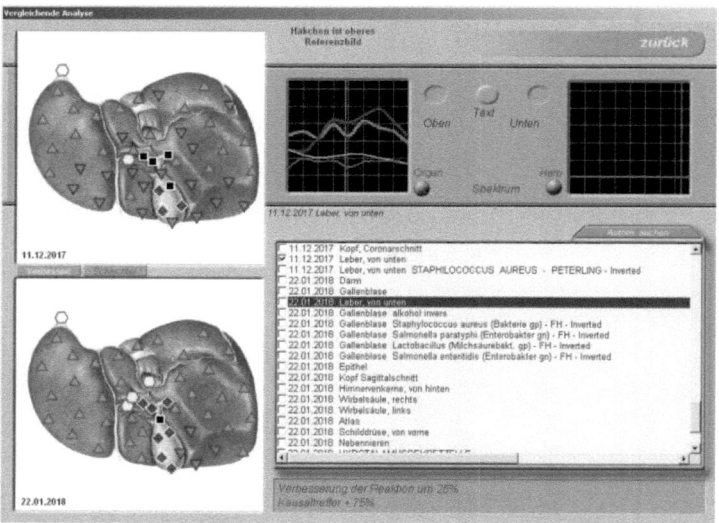

Abb. 98: *Leber: Energetische Schwäche, bei Invertierung von Soja kommt es zu einer Verbesserung des energetischen Befundes um 25%.*

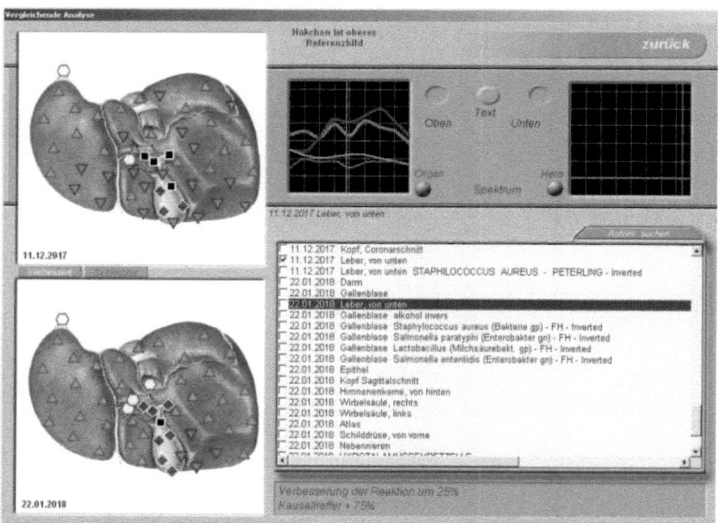

Abb. 99: *Leberbefund einen Monat später nach Verzicht auf Sojahaltige Lebensmittel: Der energetische Zustand der Leber hat sich um 25% verbessert und kann wieder als normal befundet werden.*

Bewertung: Eine eindrucksvolle Casuistik, die zeigt, wie hochvalide die NLS-Analyse entsprechende Aussagen liefert. Tatsächlich beschreibt der Patient, dass er seit etwas einem halben Jahr jeden Morgen zum Müsli ein oder zwei Esslöffel Sojajoghurt isst. Und als er auf dieses Nahrungsmittel verzichtet, verschwinden die Kopfschmerzen wieder vollständig. Auch der Befund im Plexus cervicalis normalisiert sich wieder.

Ohrenschmerzen

Anamnese: Die 60 jährige Patientin kommt in die Behandlung wegen der seit ihrer Kindheit bestehenden chronisch rezidivierenden Mittelohrentzündungen.

Aurachirurgie: In der aurachirurgischen Prüfung der karmischen Muster der Medizinische Versuche zeigt sich eine Nasensonde, die erfolgreich in der Aura gezogen wird.

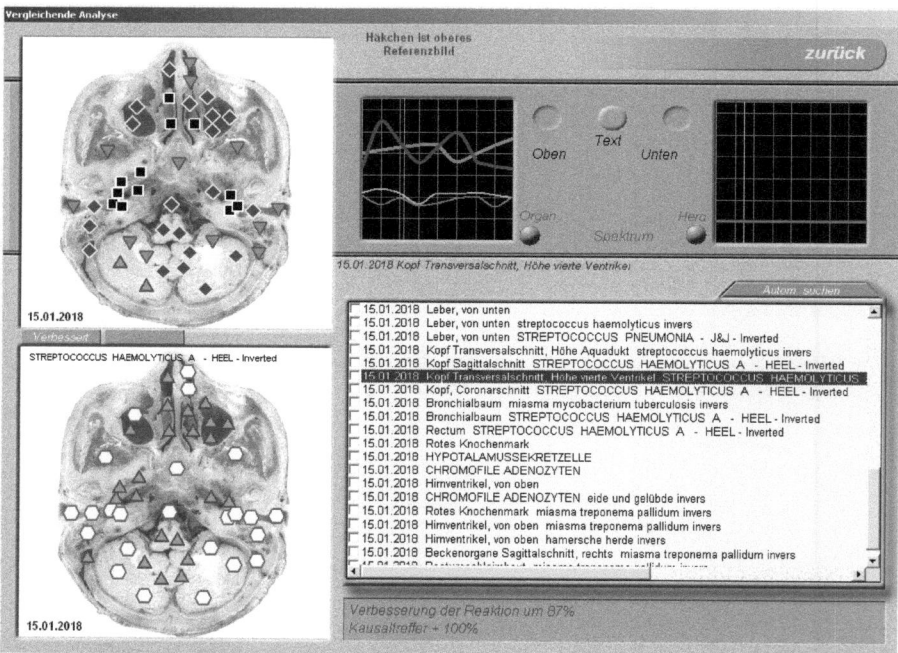

Abb. 100: *Schwere energetische Störung auf den Nasennebenhöhlen sowie im Rachenbereich, darüber hinaus aber auch im Bereich der Gehörgänge im Felsenbein und am Gehirn. Durch Invertierung von Streptococcus haemolyticus kommt es zu einer Verbesserung des energetischen Befundes um 87%. Passend dazu berichtet die Patientin, dass sie neben ihren Ohrenschmerzen und Mittelohrentzündungen auch immer wieder Halsschmerzen und Tonsillitiden habe.*

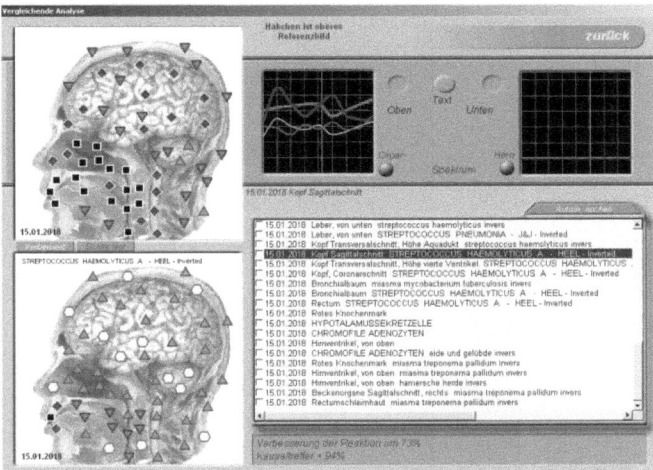

Abb. 101: *Kopf Sagittalschnitt: Schwere energetische Störung im Mund- und Rachenbereich, darüber hinaus aber auch wieder am Gehirn. Durch Invertierung von Streptococcus haemolyticus kommt es zu einer Verbesserung des energetischen Befundes um 77%.*

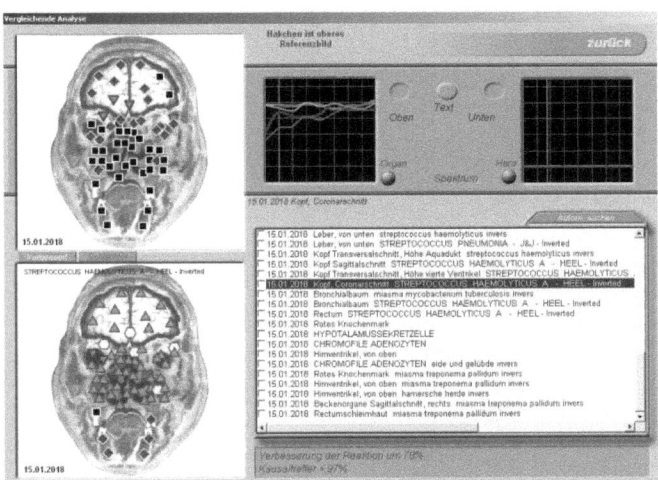

Abb. 102: *Kopf Coronarschnitt: Schwere energetische Störung auf den Nasennebenhöhlen sowie im Rachenbereich, im Frontalbereich des Gehirns sowie auf den Zähnen. Durch Invertierung von Streptococcus haemolyticus kommt es zu einer Verbesserung des energetischen Befundes um 78%, die Zähne bleiben allerdings energetisch schlecht..*

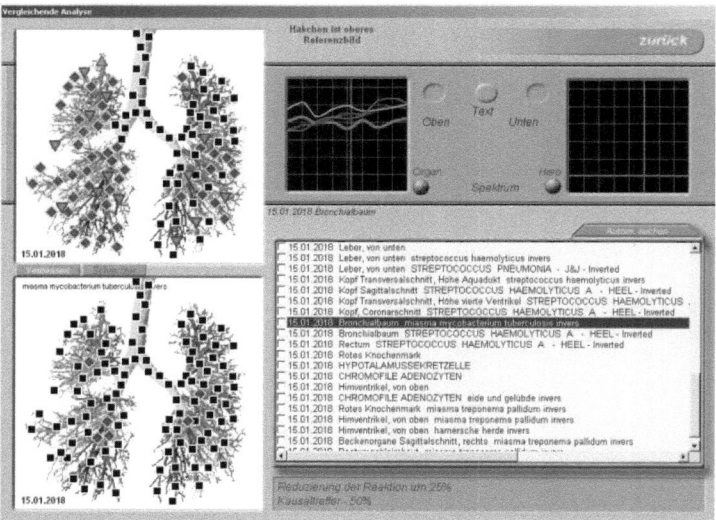

Abb. 103: *Bronchialbaum: Schwere energetische Belastung, durch Invertierung von Mycobacterium tuberculosis kommt es zu einer Verschlechterung des energetischen Befundes um 25%, weshalb diese Hypothese verworfen werden muss.*

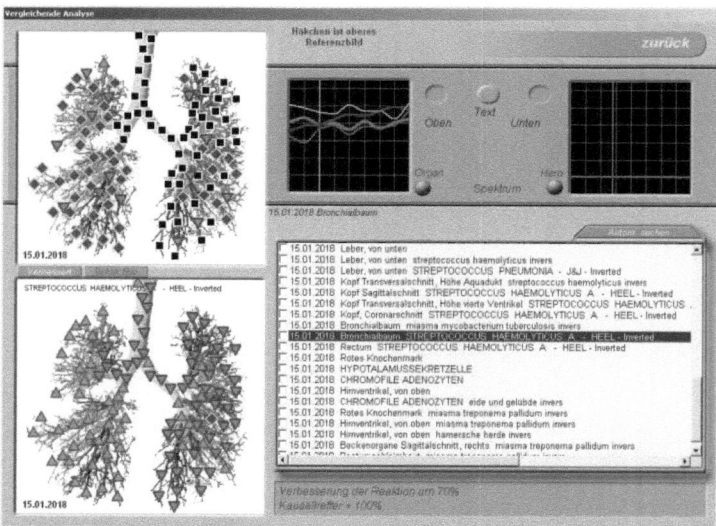

Abb. 104: *Bronchialbaum: Durch Invertierung von Streptococcus haemolyticus kommt es zu einer Verbesserung des energetischen Befundes um 70%.*

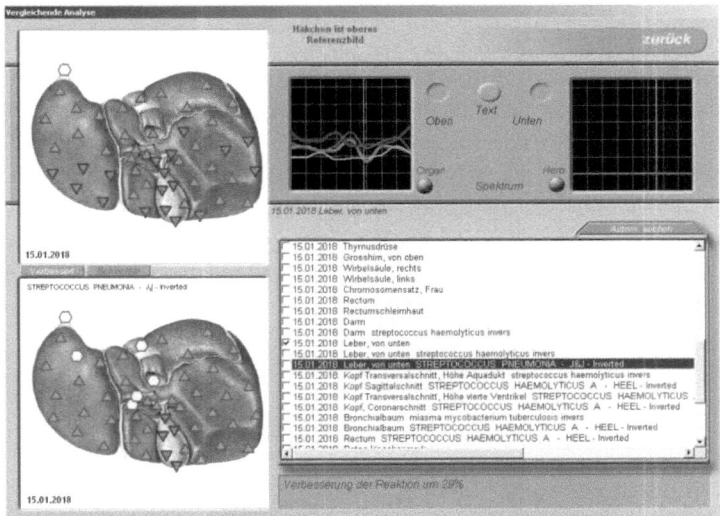

Abb. 105: *Leber: Auch hier findet sich eine energetische Belastung, die sich durch Invertierung von Streptococcus haemolyticus um 29% verbessert.*

Bewertung: Es ist beeindruckend, wie sehr die energetisch-informatorische Belastung durch Streptococcus haemolyticus eine Vielzahl von Organsystemen betrifft, sei es durch die Bakterien an sich oder durch die von den Bakterien produzierten Bakterientoxine. Die karmische Belastung durch die Medizinischen Versuche im Vorleben kann im aurachirurgischen Verständnis wie ein seelischer Triggermechanismus verstanden werden. Die Behandlung geschieht durch eine homöopathische Ausleitungstherapie gegen Streptococcus haemolyticus, und tatsächlich verbessert sich nicht nur der energetisch- informatorische Befund in der NLS-Analyse, sondern auch das klinische Befinden erheblich.

Darmblutungen

Anamnese: Die 60 Jahre alte Patientin kommt in die Behandlung wegen eines vor zwei Jahren diagnostizierten Rektumcarcinoms[17]. Bemerkt hatte sie es durch einen Analprolaps bei der Defäkation, diagnostiziert wurde es durch eine Coloskopie. Für eine Operation habe sie sich nicht entscheiden können. Unmittelbar nach Diagnosestellung begab sich die Patientin nach Indien zur Entgiftung. Aktuell sei ihr Zustand stabil, der Tumor wachse nicht weiter, insbesondere habe sie aber laut Kernspinuntersuchung vor 3 Wochen keine Metastasen in der Leber oder in anderen Organen. Nach wie vor störe sie der anale Abgang von Blut beim Stuhlgang, Schmerzen habe sie keine.

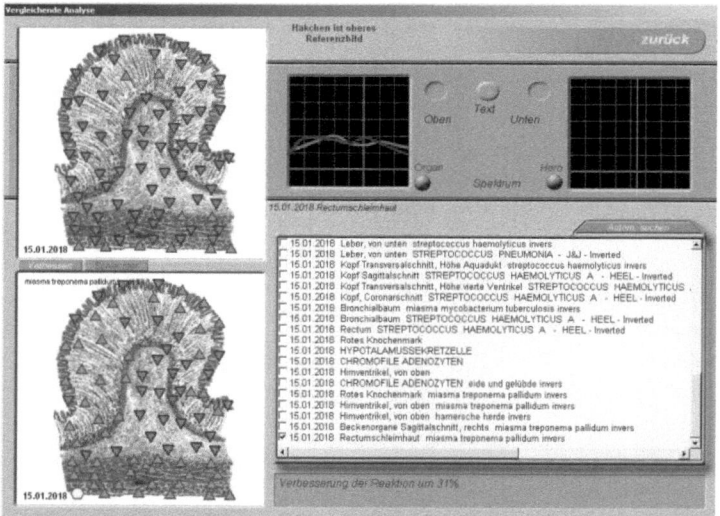

Abb. 106: *Darmschleimhaut: Deutliche energetische Belastung, die sich durch die Invertierung von Miasma Treponema pallidum um 31% verbessert.*

---

[17] Das Kolonkarzinom ist eine bösartige Neoplasie des Dickdarmes, die eine der häufigsten Krebserkrankungen in den westlichen Industrienationen darstellt. Über 90% der Tumoren des Dickdarms sind Adenokarzinome, die übrigen verteilen sich auf sehr seltene Entitäten wie zum Beispiel Karzinoide und Lymphome. Die Inzidenz für das Kolonkarzinom liegt bei 30-35/100.000 bei einer kontinuierlichen Steigerung bei zunehmendem Alter. Der Altershöhepunkt liegt hier bei 65 Jahren. Unter dem übergeordneten Begriff der kolorektalen Karzinome werden die Malignome des Colons (Colon ascendens, transversum und descendens) und des Rektums zusammengefasst, wobei klinisch Unterschiede bestehen, welche aus der unterschiedlichen Anlage der Peritonealverhältnisse und der Gefäßversorgung resultieren.

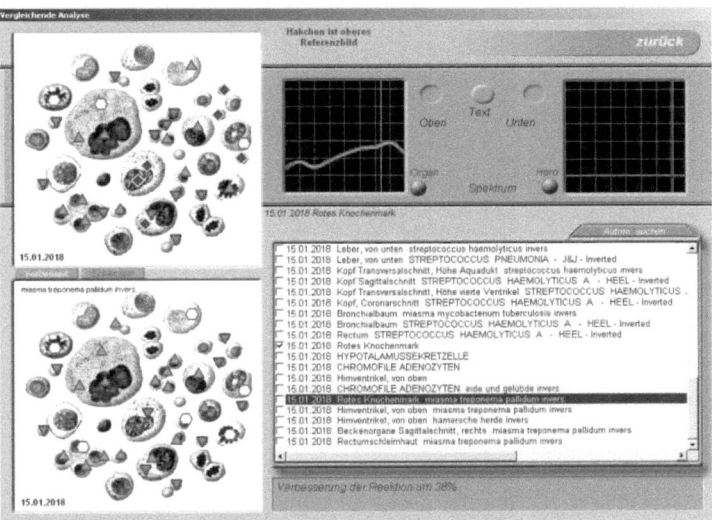

Abb. 107: *Rotes Knochenmark: Erkennbare energetische Belastung durch das Miasma Treponema pallidum, bei Invertierung kommt es zu einer Verbesserung des energetischen Befundes um 38%.*

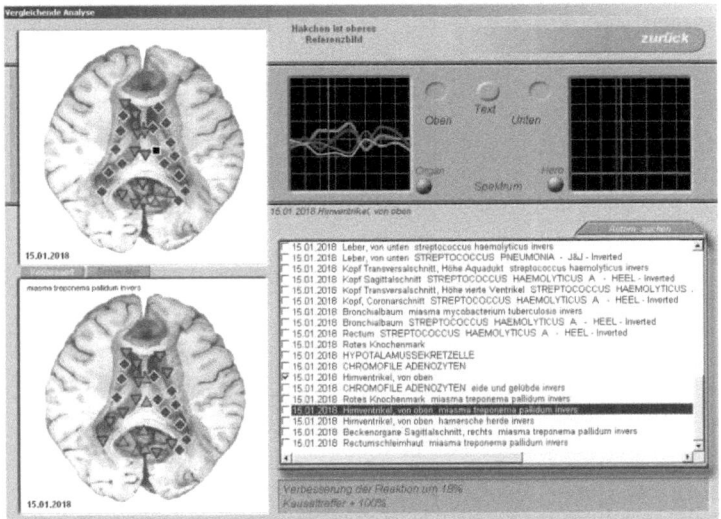

Abb. 108: *Hirnventrikel: Erkennbare energetische Belastung durch das Miasma Treponema pallidum, bei Invertierung kommt es zu einer Verbesserung des energetischen Befundes um 18%.*

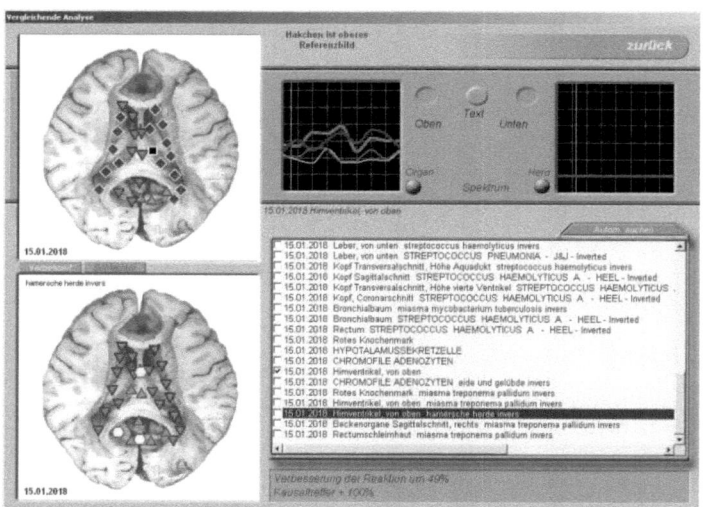

Abb. 109: *Hirnventrikel: Bei Invertierung von Hamersche Herde kommt es zu einer Verbesserung des energetischen Befundes um 49%. Befragt nach einem schockierenden Ereignis in der Zeit vor der Tumordiagnose beschreibt die Patientin eine schwere und sie sehr belastende Erbauseinandersetzung mit dem Bruder.*

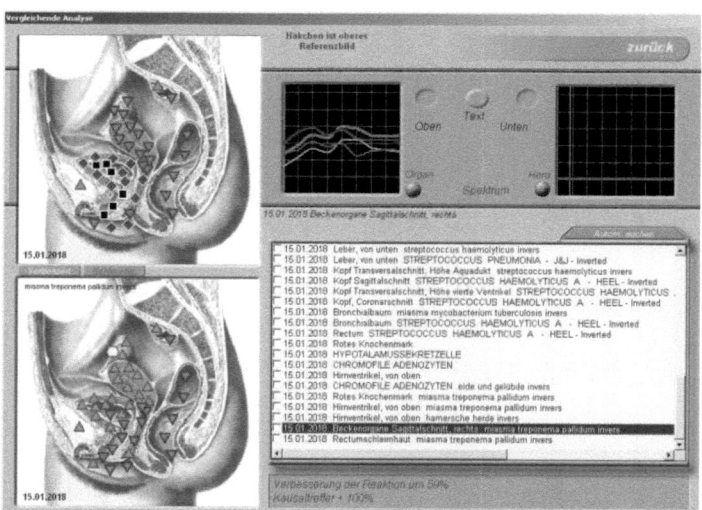

Abb. 110: *Beckenorgane Sagittalschnitt: Energetische Belastung durch das Miasma Treponema pallidum auf der Blase, bei Invertierung kommt es zu einer Verbesserung des energetischen Befundes um 59%.*

Bewertung: Bemerkenswerterweise findet sich die energetisch-informatorische Belastung durch das Miasma Treponema pallidum lokoregional auf der Dickdarmschleimhaut. Dies entspricht der aurachirurgischen Erfahrung, nach der solche energetischen Belastungen typischerweise nicht nur auf dem Roten Knochenmark (im vorliegenden Fall Verbesserung des energetischen Befundes um 38% bei Invertierung), sondern typischerweise eben auch lokoregional am Ort des malignen Geschehens zu finden sind (im vorliegenden Fall Verbesserung des energetischen Befundes um 31% bei Invertierung auf der Darmschleimhaut). Wie die zusätzliche miasmatische Belastung durch Treponema pallidum zu bewerten ist, kann nicht beantwortet werden: Bei der aurachirurgischen Untersuchung auf einen eventuellen Blasenkatheter im Rahmen des karmischen Musters der Medizinischen versuche zeigt die Patientin keine Resonanz. Die Behandlung besteht in der homöopathischen Ausleitungstherapie von Treponema pallidum sowie in der energetischen Ausleitung der Hamerschen Herde über die Wassermethode.

Pünktlichkeit

Anamnese: Die 46-jährige Patientin kommt in die Behandlung, weil sie sich dauernd getrieben und unwohl fühlt. Zu jedem Termin, den sie in ihrem Privat- wie auch Berufsleben habe, verspüre sie den inneren Zwang, immer pünktlich sein zu müssen. Das führt dazu, dass sie nicht nur pünktlich, sondern eben immer überpünktlich zum Termin erscheine, in der Regel bereits eine halbe Stunde vor Terminbeginn. Das setze sie psychisch sehr unter Druck und sie leide auch unter dieser Situation. Es sei ihr klar, dass das eigentlich kein größeres Problem darstelle im Vergleich zu anderen Problemen, aber sie empfinde diese innere Unruhe und dieses zwanghafte Moment als äußerst belastend, was letztlich dazu führe, dass sie sich insgesamt nicht mehr so recht entspannen könne. Seit einigen Wochen leide sie auch unter Schlafstörungen und träume nachts davon, dass sie zu Terminen unpünktlich erscheine.

Aurachirurgie: In der aurachirurgischen Exploration zeigt sich ein ausgeprägtes Sklavenjoch, das erfolgreich aufgelöst werden kann.

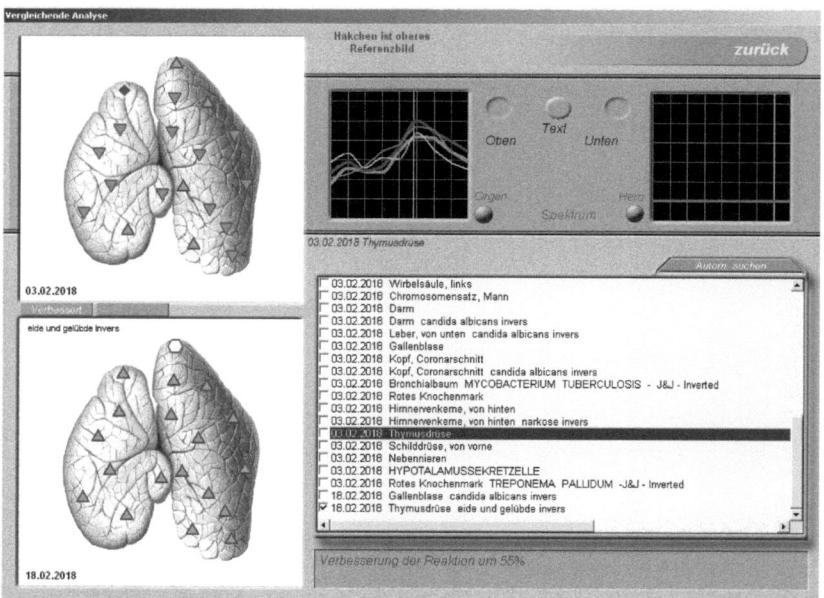

***Abb. 111:** Energetische Belastung der Thymusdrüse, bei Invertierung von Eide und Gelübde kommt es zu einer Verbesserung des energetischen Befundes um 55%.*

Ergebnis: Tatsächlich existiert ein „Pünktlichkeitsgelübde", interpretierbar als eine Art von „zeitliches Treuegelübde" oder „zeitliches Selbstkasteiungsgelüb- de", das man in der NLS-Analyse auf den chromophilen Adenozyten und auf der Thymusdrüse nachwiesen kann. Nach der aurachirurgischen Auslösung von Ei- den und Gelübden zeigt sich eine deutliche Verbesserung der Symptomatik. Die Patientin schafft es, zu Terminen pünktlich, aber nicht überpünktlich zu kom- men. Der zwanghafte Charakter der Störung ist deutlich verringert, die Patientin wirkt insgesamt gelassener.

Über den Autor

Dr. med. Mathias Künlen.

Studium der Humanmedizin an der LMU in München.

Studium der Informatik an der Fachhochschule München.

Deutsches medizinisches Staatsexamen 1988.

US amerikanisches medizinisches Staatsexamen FMGEMS 1989.

Facharzt für Neurologie seit 1994.

Gründer und Vorstand der Softmark AG Grünwald, Softwareentwicklung im Bereich des Cognitive Computing.

Gründer des IFA Institut für Aurachirurgie AG, Fürstentum Liechtenstein.

Shotokan Karate 1. DAN im DKV Deutscher Karateverband.

Kyusho Jitsu 1. DAN im DKV Deutscher Karateverband.

Für eine Kontaktaufnahme schicken Sie bitte eine E-Mail an

info@aurachirurgie.me

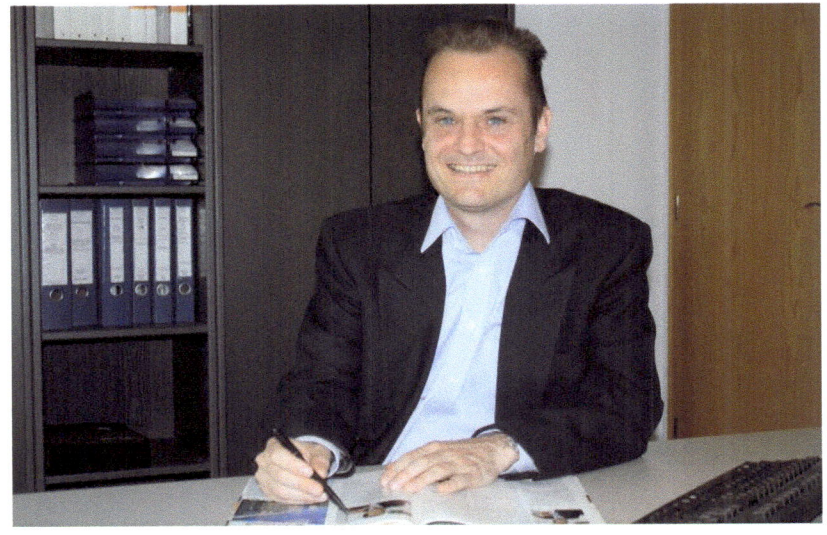

Index